COORDENAÇÃO DE HELOÍSA CESTARI

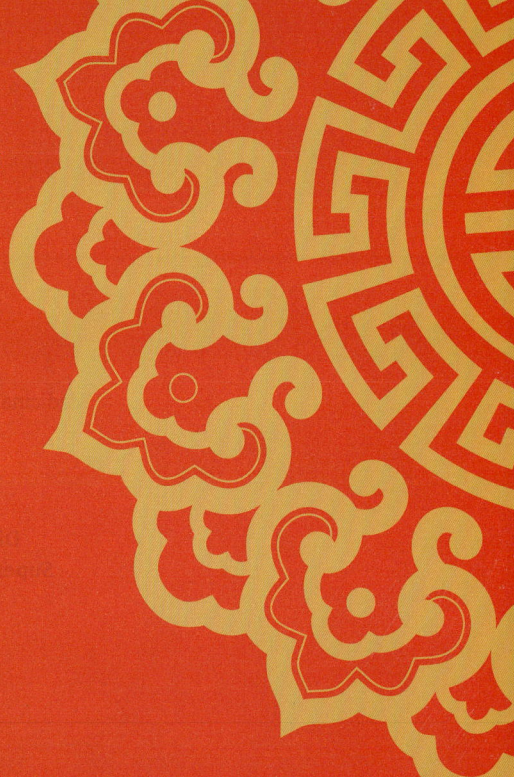

Medicina Chinesa
A TRADIÇÃO ORIENTAL QUE CURA DIVERSOS MALES

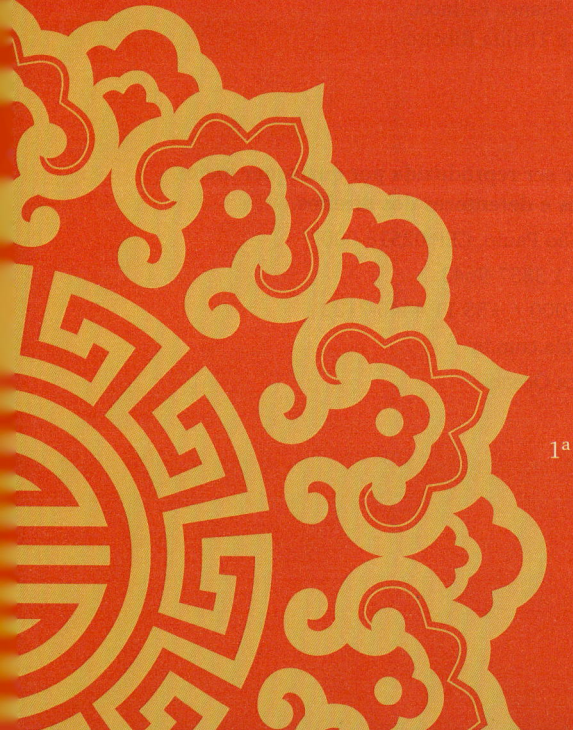

1ª EDIÇÃO • BRASIL • 2018

Editora escala

Editora escala

Medicina Chinesa — A tradição oriental que cura diversos males
Copyright Editora Escala Ltda. 2018

ISBN 978-85-389-0259-1

Direção Editorial	Ethel Santaella
Supervisão Editorial	Renata Armas
Textos	Carla Gasparetto, Cristina Almeida, Érika Finati, Jorge Olavo e Letícia Ronche

livrosescala@escala.com.br

REALIZAÇÃO

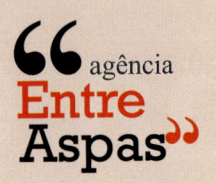

agência Entre Aspas

AGÊNCIA ENTRE ASPAS
www.agenciaentreaspas.com.br

Coordenação editorial	Heloísa Cestari
Textos	Beatriz Vaccari, Bianca Bellucci, Heloísa Cestari e Thalita Ribeiro
Projeto gráfico e edição de arte	Alexandre Nani
Imagens	Shutterstock

Todos os direitos reservados. Nenhuma parte deste livro pode ser reproduzida por quaisquer meios existentes sem autorização por escrito dos editores e detentores dos direitos.
Av. Profª. Ida Kolb, 551, Jardim das Laranjeiras, São Paulo, CEP 02518-000
Tel.: +55 11 3855-2100 / Fax: +55 11 3857-9643
Venda de livros no atacado: tel.: +55 11 4446-7000 / +55 11 4446-7132
vendas@escala.com.br * www.escala.com.br
Impressão e acabamento: Gráfica Oceano

Prevenção: o melhor remédio

"Lembre-se de cavar o poço bem antes de sentir sede", diz um provérbio chinês. Traduzindo para os nossos ditados populares, "é melhor prevenir do que remediar". Muito mais do que palavras, essa sabedoria é levada a sério no Oriente e serve de base para a Medicina Tradicional Chinesa (MTC), que há milhares de anos mapeia o corpo e diagnostica seus desequilíbrios por meio de sinais sutis, como a cor da face, o tom da língua, a preferência por um determinado tipo de sabor ou um pulso alterado.

Com essas e outra infinidade de indícios, que vão desde emoções até sintomas físicos, o profissional consegue evitar que o corpo adoeça ou restabelecer a saúde caso alguma enfermidade já tenha se instalado. Por isso, vale deixar alguns paradigmas ocidentais de lado para se aprofundar em preceitos que podem causar certa estranheza em um primeiro momento, como a Teoria dos Cinco Elementos, o sistema binário do *Yin* e *Yang*, o fluxo de energia vital (*Qi*) pelos meridianos e a estreita relação entre órgãos e emoções. Afinal, diversos estudos científicos comprovam o que os orientais já sabiam há milênios: métodos como acupuntura, moxabustão, *cupping*, dietoterapia, *Tui Na* e as milhares de plantas medicinais catalogadas na farmacopeia chinesa têm, sim, eficácia terapêutica. Isso sem falar nas práticas corporais, como o *Qi Gong*, o *Tai Chi Chuan* e o *Ba Duan Jin*, que proporcionam não apenas condicionamento físico como favorecem o tão desejado equilíbrio entre corpo, mente e espírito.

Para facilitar a procura em meio a técnicas e temas tão diversos, dividimos esta obra em seis capítulos que abordam desde a história e os fundamentos da filosofia oriental até as formas de praticar esse conhecimento médico no dia a dia, seja por meio de automassagens, alimentação ou atividades físicas. O resultado será mais qualidade de vida, longevidade e uma profunda sensação de bem-estar. Boa leitura!

Heloísa Cestari
Editora

ÍNDICE

08
INTRODUÇÃO
4 passos para uma vida melhor

14
CAPÍTULO 1
O beabá da Medicina Tradicional Chinesa

História	16
Fundamentos	18
A Teoria dos Cinco Elementos	23
O passo a passo do diagnóstico	26
Como as emoções afetam os órgãos?	27

28
CAPÍTULO 2
Tratamento natural contra doenças

Dores crônicas e câncer	30
Malária e tabagismo	31
Lesões articulares	31
Deficit de Atenção e Hiperatividade	32
Doenças coronarianas	32
Estresse e insônia	32
Hipertensão e infarto	33
AVC e lombalgias	34
Gestação, parto e dor de cabeça	35
Infertilidade e ovário policístico	36
Memória, senilidade e apneia	37

38
CAPÍTULO 3
Qual o melhor método para você?

Tui Na	40
Acupuntura	44
Craniopuntura	50
Auriculoterapia	50
Eletroacupuntura	51
Terapia a *laser*	51
Sonopuntura	51
Cupping (ventosaterapia)	52
Moxabustão	53

54
FITOTERAPIA CHINESA
O segredo milenar das plantas medicinais

Astrágalo (*Huang Qi*)	55
Canela-da-china (*Gui Zhi*)	55
Gengibre (*Sheng Jiang*)	56
Alcaçuz (*Gan Cao*)	56
Tâmara chinesa (*Da Zao*)	57
Ginseng coreano (*Ren Shen*)	57

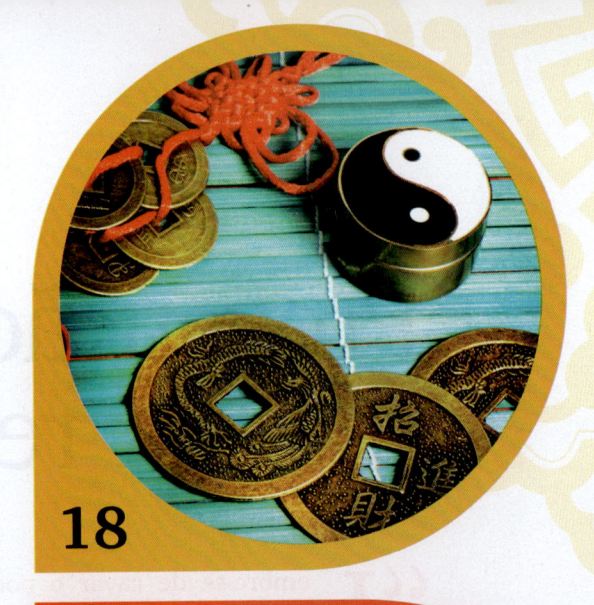

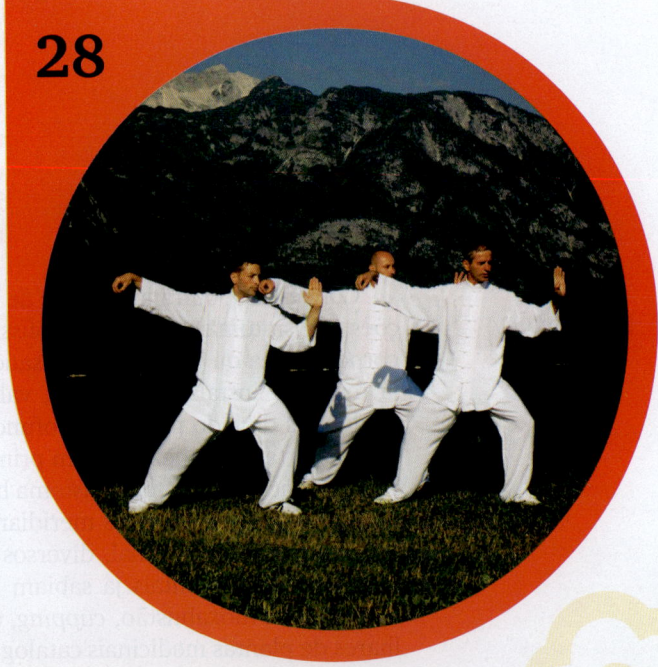

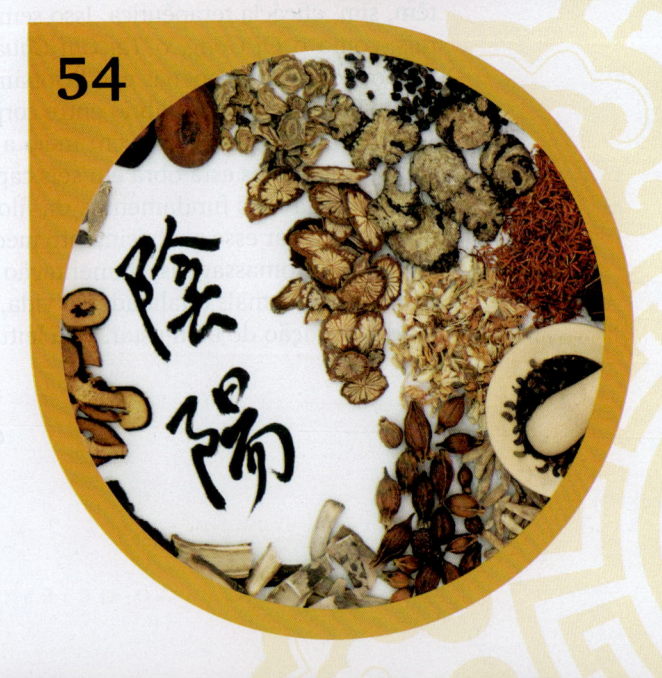

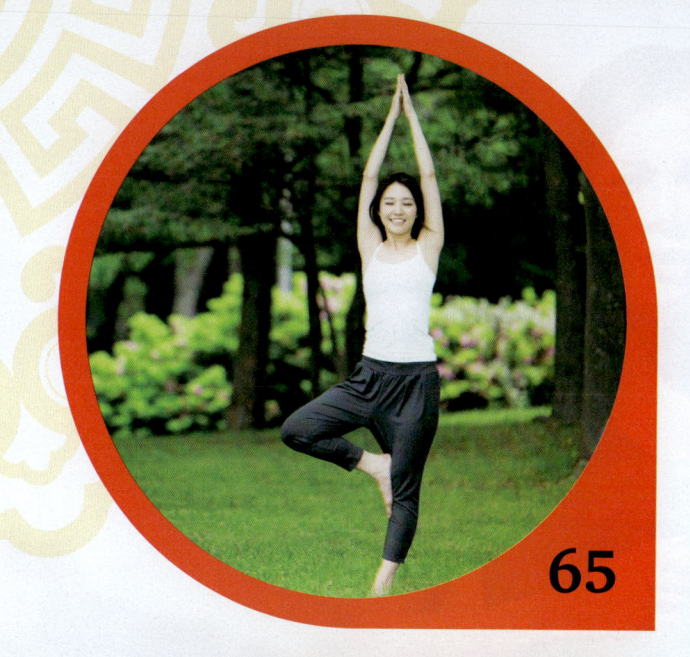

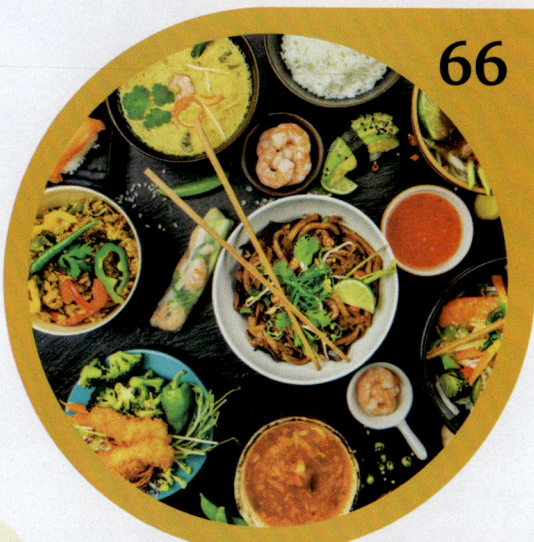

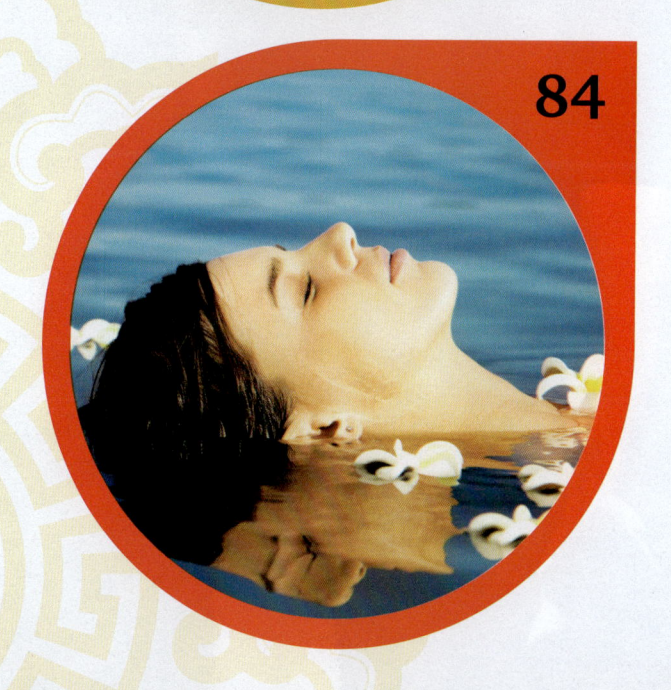

Ruibarbo (*Da Huang*) 58
Éfedra (*Ma Huang*) 58
Angélica chinesa (*Dang Gui*) 59
Jujuba selvagem (*Suan Zao Ren*) 59

60
PRÁTICAS CORPORAIS
A energia do movimento em 5 modalidades
Tai Chi Chuan 61
Qi Gong 62
Lian Gong 63
Ba Duan Jin 64
Zhan Zhuang 65

66
CAPÍTULO 4
Pratique no seu dia a dia
Dietoterapia 68
RECEITAS:
Yakissoba fit 76
Frutas carameladas 77
Tofu à jardineira 78
Risoto de abóbora *hokkaido* 79
Rolinho primavera 80
Bife de aveia com molho de cenoura 81

82
CAPÍTULO 5
Conheça outras terapias disponíveis no SUS
Termalismo social/crenoterapia 84
Shantala/ Dança Circular 85
Naturopatia/ musicoterapia 86
Ioga/ osteopatia 87
Meditação/ arteterapia 88
Homeopatia/ reiki 89

90
CAPÍTULO 6
Em caso de dúvidas, consulte aqui

96
ÍNDICE REMISSIVO

97
COLABORADORES

98
CURIOSIDADES

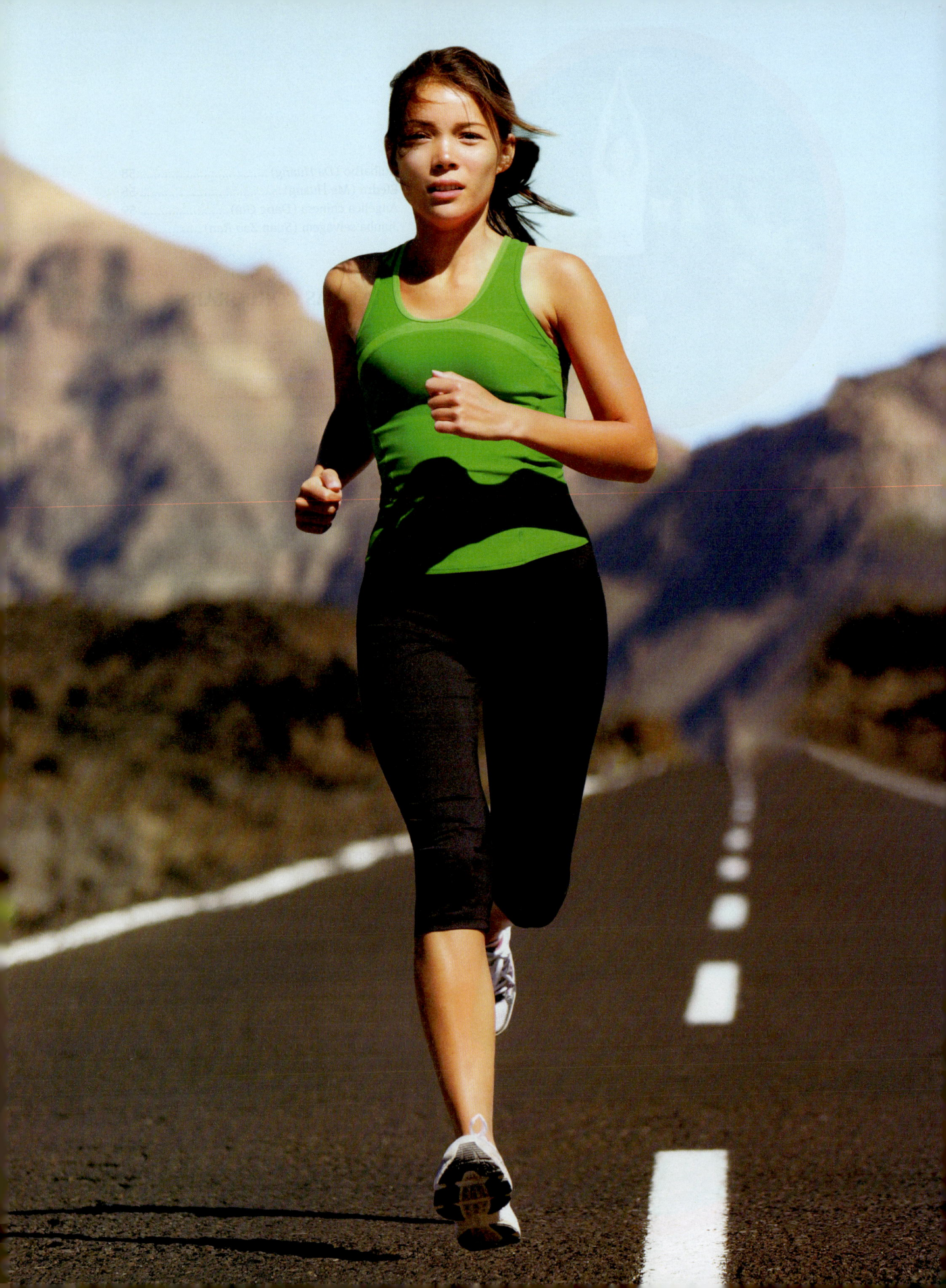

INTRODUÇÃO

4 PASSOS PARA UMA *saúde melhor*

Antes de recorrer à Medicina Tradicional Chinesa, adote um estilo de vida que ajude a equilibrar corpo, mente e espírito de maneira simples e natural

INTRODUÇÃO
4 PASSOS PARA UMA SAÚDE MELHOR

1

Exercite-se regularmente

A prática de atividades físicas — mesmo que sejam apenas aqueles 10 minutinhos diários — ajuda a manter a saúde, pois libera substâncias no organismo (como a endorfina e a adrenalina) que promovem a sensação de bem-estar. Isso torna o dia mais prazeroso e aumenta a disposição para o trabalho.

Um dos principais benefícios de quem se exercita com frequência é quebrar a inércia corporal e permitir que a mente se desligue por alguns momentos das preocupações, o que contribui para atenuar o cansaço físico e o estresse do dia a dia. Além disso, quando as causas da fadiga e do desânimo não estão ligadas a fatores físicos ou psicológicos, incorporar um pouco de movimento à rotina dá mais energia e vigor. "O indivíduo que pratica algum tipo de esporte vive mais e melhor", lembra o professor Jacob Jehuda Faintuch, da Clínica Médica do Hospital das Clínicas na Faculdade de Medicina da Universidade de São Paulo (USP).

Vários estudos comprovam a importância da prática regular de exercícios para ter bem-estar, qualidade de vida e manter o equilíbrio do organismo. De acordo com a Organização Mundial da Saúde (OMS), a atividade física é fator determinante do gasto de calorias e fundamental para o balanço de energia e perda de peso. Já foi demonstrado que quem adota um estilo de vida ativo reduz o risco de doenças coronarianas, acidente vascular cerebral (AVC), diabetes, hipertensão, depressão, entre outros problemas de saúde.

Para espantar de vez o sedentarismo e estabelecer uma rotina de atividades viável, no entanto, é preciso criar um cronograma que considere fatores como tempo livre disponível e lugar — não adianta, por exemplo, planejar duas horas diárias de caminhada em um parque longe de casa ou do trabalho.

Os horários também devem ser levados em consideração. Segundo Christian Barbosa, gestor de tempo e autor do livro *Equilíbrio e Resultado*, se você escolher momentos muito próximos aos do expediente, a chance de imprevistos acontecerem é grande. Por isso, nas primeiras semanas, prefira horários alternativos, como no fim da noite ou de manhã bem cedo. Assim, você não corre o risco de cancelar a caminhada ou a ida até a academia logo de cara e vai ganhando disciplina. Em tempo, lembre-se: escolher uma atividade que seja prazerosa é o primeiro passo para sair do sedentarismo e não voltar mais.

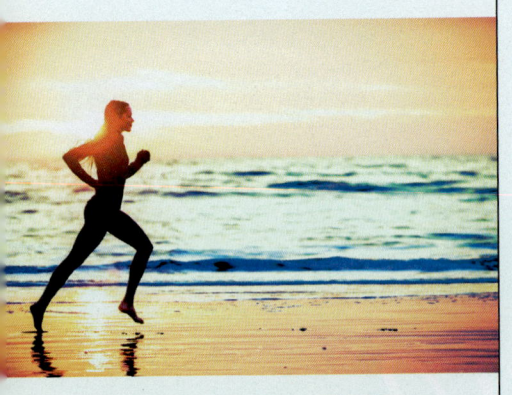

DICAS PARA TER ENERGIA EXTRA

● **Alongue-se**
A cada hora de trabalho, você deve parar de 5 a 10 minutos para se alongar.

● **Ande com frequência**
Caminhe no ambiente de trabalho ou mesmo em casa.

● **Mantenha a disposição**
Fique aberto para atividades físicas não programadas, como subir e descer lances de escada, estacionar o carro mais distante ou sair do ônibus um ponto antes.

● **Alie-se à tecnologia**
Utilize um pedômetro na cintura para contar quantos passos você dá diariamente e descobrir se é sedentário. Uma pessoa ativa deve caminhar cerca de 10 mil passos por dia.

Renove a dieta diária

2

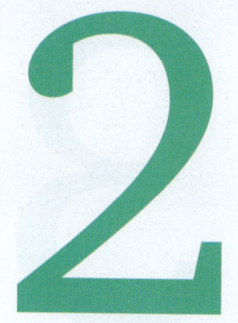

Refeições livres de produtos industrializados e fartas em frutas, verduras e legumes ajudam a evitar o aparecimento de vários problemas de saúde

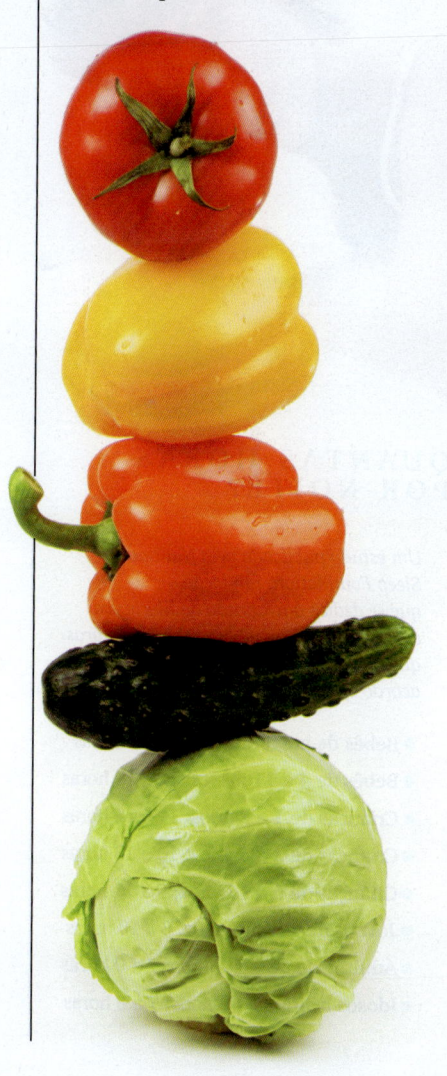

Há cerca de 2.500 anos, o grego Hipócrates, considerado o pai da medicina, já dizia: "Que seu remédio seja seu alimento e que seu alimento seja seu remédio". Depois disso, outros estudiosos perceberam que algumas populações, — cada uma com um tipo diferente de alimentação — tinham menor incidência de certas doenças. Mas só nas últimas décadas conseguiu-se comprovar cientificamente que as funções da comida vão, de fato, muito além de matar a fome, e que cada ingrediente tem seus efeitos sobre a saúde.

Daí a importância de fazer refeições variadas, que ofereçam ao organismo todos os componentes essenciais para o seu bom funcionamento (carboidratos, vitaminas, minerais, proteínas, gorduras e açúcares). "Uma alimentação correta pode evitar o aparecimento de diversas doenças. Para isso, coma várias vezes ao dia, mastigue devagar, não exagere nos doces, evite gorduras em excesso, principalmente as de origem animal, e ingira uma quantidade adequada de líquidos e fibras", sugere André Siqueira Matheus, gastroenterologista e pesquisador da Universidade de São Paulo (USP).

A ideia é comer de tudo, desde que com moderação. Fernanda Machado Soares, nutricionista e membro da Sociedade Brasileira de Alimentação e Nutrição (SBAN), alerta que alguns desejos podem indicar carência de determinados nutrientes no organismo. "A vontade de comer batata frita, por exemplo, pode significar uma baixa concentração de zinco e triptofano, que desencadeia um desequilíbrio de insulina e desperta o apetite por carboidratos", explica.

De modo geral, recomendam-se refeições fartas em frutas, verduras e legumes, e escassas em sal, açúcares e gorduras de origem animal. Bebidas alcoólicas e alimentos industrializados também devem ficar de fora da lista do supermercado. Seus parceiros na gangue do mal são as frituras e a farinha refinada, que deve ser trocada por alimentos integrais e ricos em fibras. "Também vale evitar itens com conservantes, corantes e agrotóxicos (por sobrecarregarem o sistema de limpeza do organismo, principalmente o fígado), além dos potencialmente alergênicos (como o leite e o glúten, que interferem no processo de digestão e equilíbrio intestinal)", lembra Mariana Duro, nutricionista funcional.

Por fim, valorize o momento de cada refeição. "Evite se alimentar enquanto exerce outra atividade, como na frente da televisão ou do computador. Essa atitude é essencial para quem quer ter saúde e não sofrer problemas gástricos", completa o gastroenterologista e professor da Universidade de Campinas (Unicamp) José Carlos Pareja.

INTRODUÇÃO
4 PASSOS PARA UMA SAÚDE MELHOR

3 Tenha uma boa noite de sono

Pouca gente faz a associação, mas, além do cansaço, do raciocínio lento, da sonolência e dificuldade de manter o foco durante o dia, não dormir bem provoca danos sérios à saúde. "Uma pessoa que não dorme direito compromete o seu sistema imunológico e tem tendência a desenvolver obesidade, doenças cardiovasculares e gastrointestinais, além da perda crônica da memória", afirma a terapeuta ocupacional Cristina Cury.

A probabilidade de desenvolver diabetes também aumenta. Isso porque a falta de sono inibe a produção de insulina (hormônio que retira o açúcar do sangue) pelo pâncreas e eleva a quantidade de cortisol, o hormônio do estresse, que tem efeitos contrários aos da insulina. "Num estudo, homens que dormiram apenas quatro horas por noite durante uma semana passaram a apresentar intolerância à glicose (estado pré-diabético)", conta a especialista.

De quebra, ter boas noites de sono ajuda a emagrecer. Uma pesquisa feita na Universidade de Chicago (EUA) comprovou que adultos que dormem bem possuem 20% menos gordura abdominal. "Quando temos uma noite ruim, nossos níveis de cortisol (hormônio que também ajuda a estocar gordura) aumentam, deixando a barriga enorme. Dormindo certo, perde-se até 7 kg em um mês", atesta o médico americano Michael Breus no livro *The Sleeper Doctor's Diet Plan* (na tradução, 'O Plano de Dieta do Médico do Sono').

Apesar de tantos estudos comprovando a importância de dormir bem, 43% dos brasileiros não têm uma noite restauradora e apresentam sinais de cansaço no decorrer no dia, segundo dados da Sociedade Brasileira do Sono. E não adianta apelar para remédios por conta própria. O ideal é procurar um médico para descobrir o que tem causado insônia. Há exames que monitoram a noite de quem sofre para dormir, registrando a atividade elétrica cerebral e dos músculos, o movimento dos olhos, a frequência cardíaca, o fluxo e esforço respiratórios, oxigenação do sangue, ronco e posição corpórea.

Identificados os problemas, práticas integrativas podem — e devem — complementar o tratamento, pois garantem resultados expressivos sem gerar dependência ou oferecer riscos à saúde. Meditação, acupuntura, florais e aromaterapia, por exemplo, são ótimos aliados do bom sono porque atuam na frequência cerebral e no nível energético, relaxando mente e corpo simultaneamente.

Outras medidas simples, que podem ser adotadas no cotidiano, também melhoram a qualidade do sono, como evitar o consumo de cafeína e álcool horas antes de dormir, deixar o telefone longe da cama e fazer atividades físicas ao longo do dia.

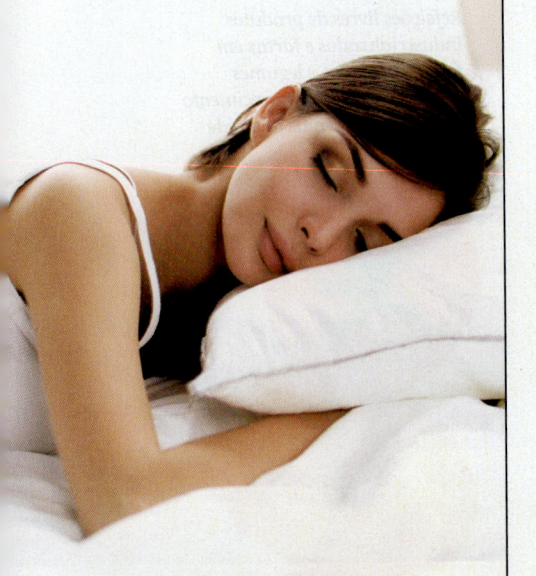

QUANTAS HORAS POR NOITE?

Um estudo publicado pela National Sleep Foundation, fundação que se dedica à avaliação da literatura científica sobre o sono, atualizou as horas que cada indivíduo deve dormir de acordo com a sua idade. Confira:

- **Bebês de até 3 meses:** 14 a 17 horas
- **Bebês de 4 a 11 meses:** 12 a 15 horas
- **Crianças de 1 a 2 anos:** 11 a 14 horas
- **Crianças de 3 a 5 anos:** 10 a 13 horas
- **Crianças de 6 a 13 anos:** 9 a 11 horas
- **Jovens de 14 a 17 anos:** 8 a 10 horas
- **Adultos de 18 a 64 anos:** 7 a 9 horas
- **Idosos acima de 65 anos:** 7 a 8 horas

Equilibre corpo, mente e espírito

4

Para ter uma saúde integral, devemos exercitar todos os corpos: o físico, com atividades e boa alimentação; o emocional, com análise e autoconhecimento; e o mental/vital, com meditação, ioga e práticas respiratórias. Vários pesquisadores, como o médico Deepak Chopra e o físico Amit Goswami, desenvolveram trabalhos que unem os mundos científico e espiritual para ajudar as pessoas a compreenderem outras realidades e atingirem novos níveis de saúde e bem-estar.

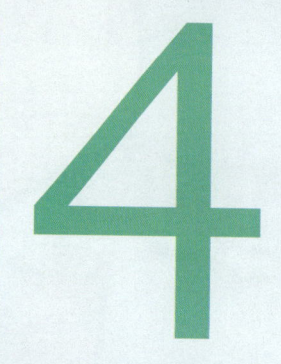

Praticar ioga, meditar, respirar corretamente e recorrer a tratamentos complementares ajuda a equilibrar os corpos físico, emocional e mental

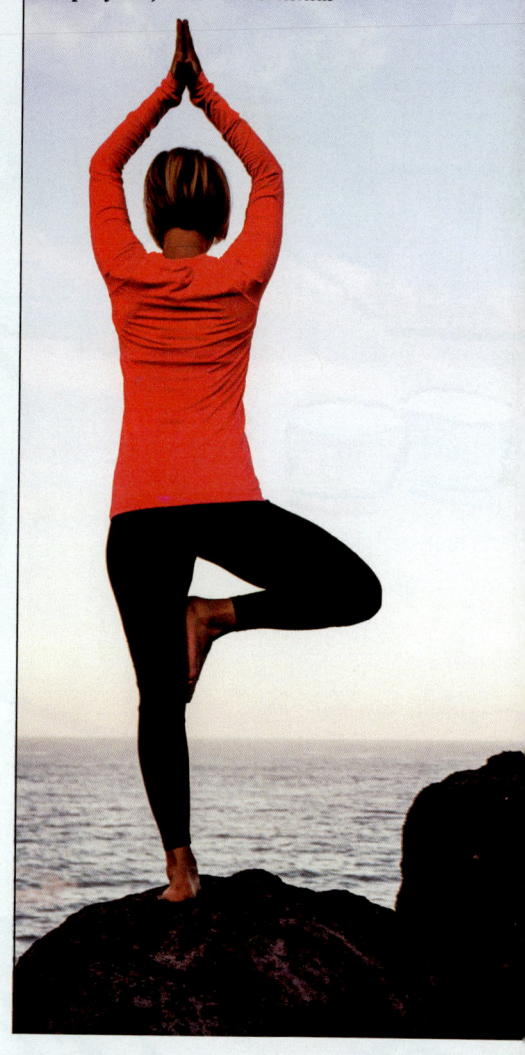

Embora pareça algo simples e espontâneo, a respiração, por exemplo, é fundamental para garantir o equilíbrio entre corpo, mente e espírito. Ao inspirar e expirar corretamente, reduzimos a irritabilidade, melhoramos a circulação do sangue, reforçamos o sistema imunológico e eliminamos até 80% das toxinas do organismo. A pneumologista Sandra Reis Duarte explica que a respiração profunda e lenta ainda promove a diminuição do ritmo cardíaco e da pressão arterial, relaxa os músculos e melhora a qualidade do sono e da digestão. "Os músculos que participam da respiração podem ser treinados da mesma forma que os outros músculos do corpo. Esse exercício serve para ganho de força e resistência, proporcionando boa capacidade respiratória, qualidade de vida, saúde e desempenho físico", destaca.

Outro aliado do equilíbrio integral, ainda mais simples que a respiração, é o silêncio. Estudo realizado por pesquisadores alemães concluiu que, por trás de um leve desconforto no ouvido, há dezenas de problemas que acometem a saúde. Entre as principais conclusões da pesquisa, chama atenção a comprovação de que o barulho pode estar diretamente ligado ao infarto e à hipertensão arterial.

Para minimizar os efeitos nocivos que os ruídos causam ao sistema nervoso, a meditação é uma excelente ferramenta. "É uma técnica que estimula a concentração e reorganiza os pensamentos, proporcionando o relaxamento dos músculos e aliviando as tensões físicas e emocionais geradas pelo barulho", assegura a terapeuta psicocorporal Elaine Lilli Fong, do Instituto União (SP).

Por fim, há a medicina integrativa, que reúne esforços para proporcionar o máximo de bem-estar ao paciente. Plínio Cutait, coordenador do Núcleo de Cuidados Integrativos do Hospital Sírio-Libanês, afirma que a prática está sendo cada vez mais adotada porque a humanização na área médica é uma necessidade urgente. Para tanto, os centros de medicina integrativa trabalham com uma grande equipe multidisciplinar que inclui médicos tradicionais, psicólogos, nutricionistas, fisioterapeutas e especialistas em terapias complementares e alternativas, como ioga, reiki, acupuntura e meditação.

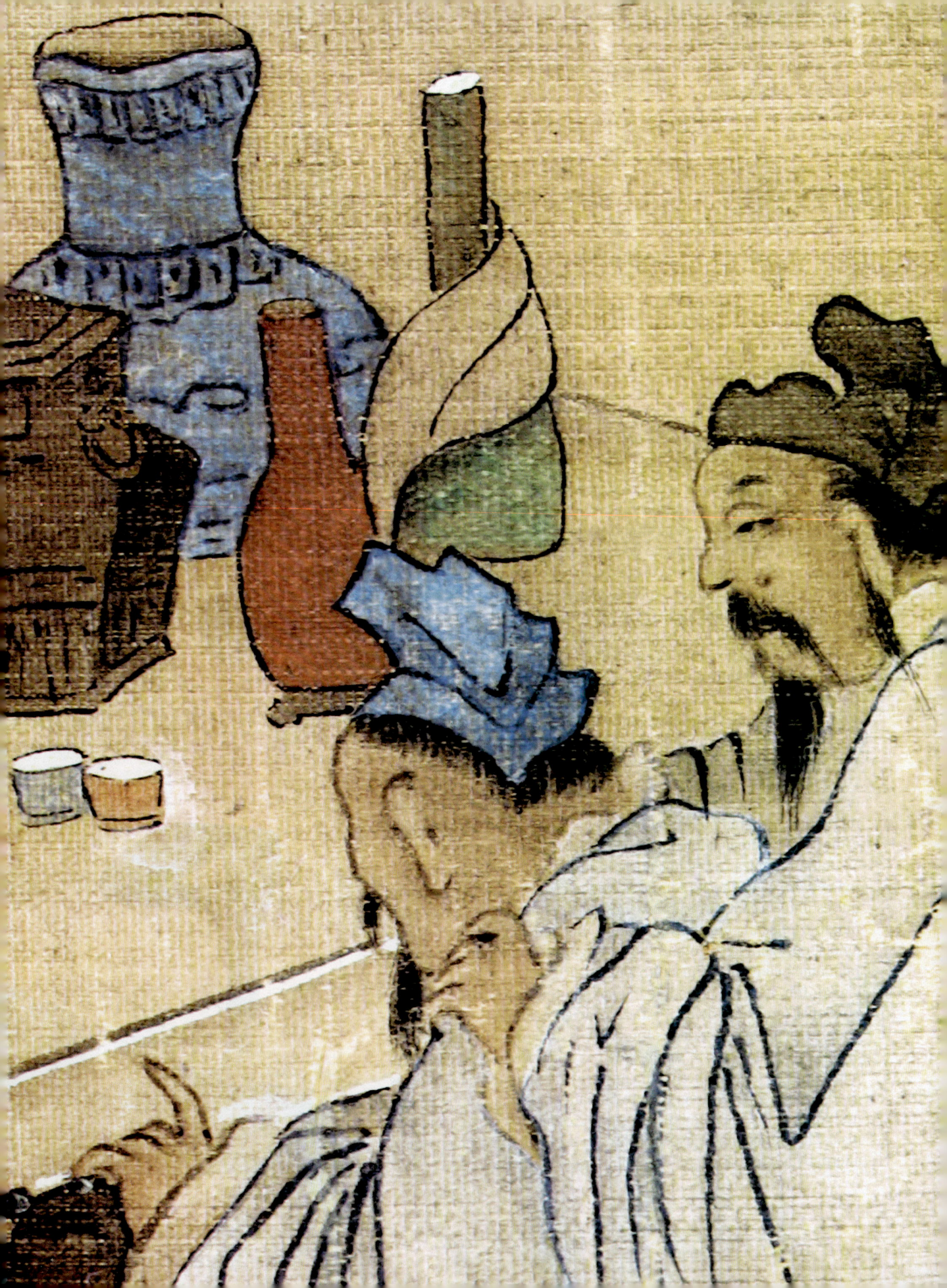

CAPÍTULO 1

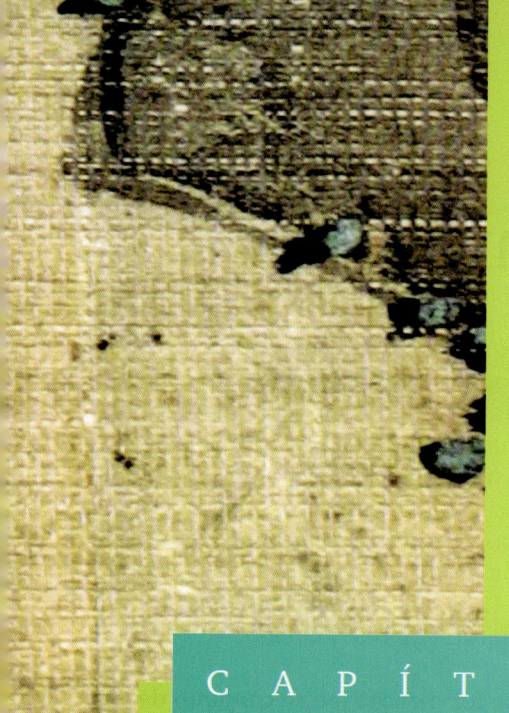

O BEABÁ DA MEDICINA *chinesa*

Práticas como acupuntura, massagens, dietoterapia e movimentos corporais compõem um dos sistemas de cura mais antigos da história da humanidade. Conheça seus fundamentos e benefícios para a saúde

CAPÍTULO 1
MEDICINA CHINESA
HISTÓRICO

Cerca de mil anos atrás, os chineses já faziam estátuas de bronze que identificavam os pontos de acupuntura para introduzir os estudantes nos conhecimentos da MTC

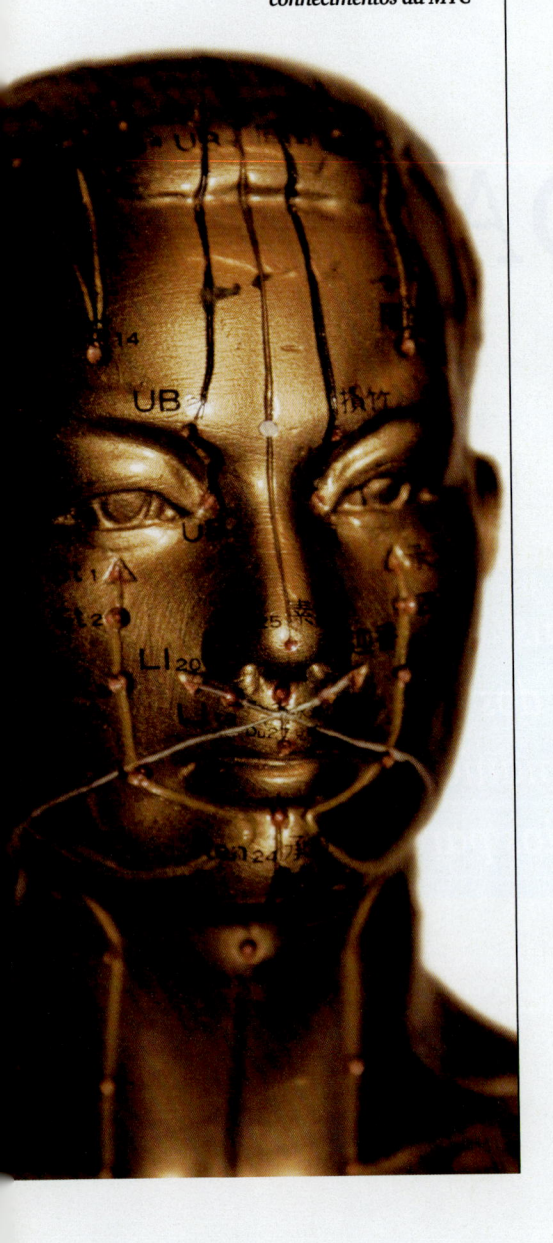

Tradição milenar

Ninguém sabe ao certo quando a Medicina Tradicional Chinesa (MTC) começou a ser desenvolvida, nem de que forma seus conceitos foram criados. Mas evidências arqueológicas apontam que a maioria de suas técnicas teria surgido no Oriente há milhares de anos, a exemplo do moxabustão, da fitoterapia chinesa, dos movimentos inspirados em artes marciais, das técnicas de massoterapia que deram origem à massagem *Tui Na* e da própria acupuntura, que teria surgido entre 8.000 e 3.000 a.C., o que a torna um dos sistemas de cura mais antigos da história da humanidade.

O primeiro texto médico que fez menção a esse conjunto de métodos foi o *Nei Jing: Tratado de Medicina Interna do Imperador Amarelo*, Huang Di, que teria governado a China no período de 2697 a 2597 a.C. Sua primeira versão ilustrava as técnicas de exame físico e os fundamentos da Medicina Tradicional Chinesa. Já a segunda abordava a ciência do diagnóstico (que inclui a observação minuciosa do pulso e da língua) e o tratamento com agulhas e moxas (queima de ervas compactadas sobre a pele), além de indicar a localização e a terapia relacionada a cada ponto do corpo humano. Embora sejam atribuídos a Huang Di, esses manuscritos tiveram vários autores ao longo dos séculos.

Já durante a Dinastia Shang (entre 1766 e 1122 a.C.), desenvolveu-se o conceito do Universo, que relacionava o cosmos e os humanos. Foi desse princípio que surgiram teorias como a que associa os órgãos do corpo a cinco elementos da natureza (madeira, fogo, água, terra e metal). Mais tarde, o reformista social Confúcio (557-479 a.C.) e seu contemporâneo Lao-Tsé, fundador do taoísmo, incorporaram outros saberes práticos e filosóficos à medicina chinesa.

Tempos depois, seria escrito o *Shennong Bencaojing* ('Clássico de Medicina Herbal'). Embora sua autoria seja atribuída ao Imperador do Fogo, a verdade é que ninguém sabe ao certo quem teria escrito esta obra-prima da Farmacopeia Chinesa, entre os séculos 1º e 2º a.C., listando nada menos que 365 medicamentos de origens vegetal, animal e mineral. A única coisa de que se tem certeza é que Tao Honjing (456-536 d.C.) acrescentou comentários no livro, aumentando o número de ervas medicinais para 730, e ainda completou com informações sobre a natureza da planta, sua localização e o tempo de colheita.

ALTOS E BAIXOS

A MTC passou por momentos de expansão e declínio ao longo de sua história. Na época da dinastia Tang (618-907 d.C.), a prática ganhou os holofotes com a fundação do Colégio Imperial de

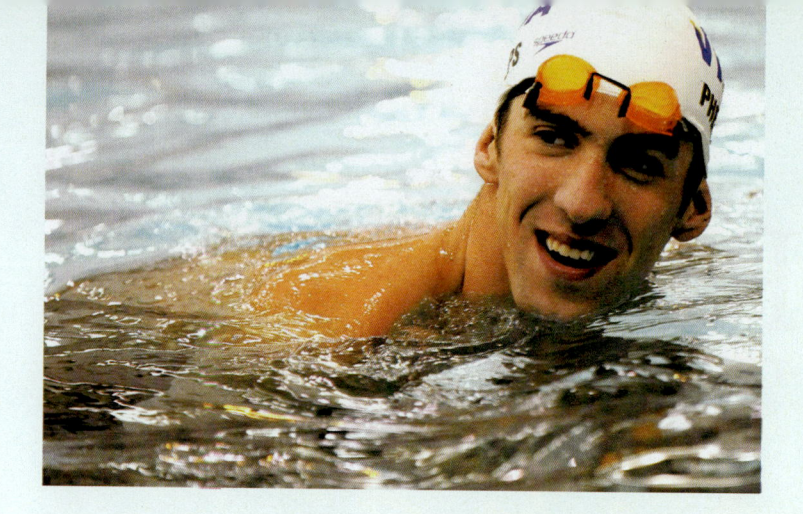

Medicina. Séculos mais tarde, veio o período de descrédito. Entre 1644 e 1911, técnicas como moxabustão e acupuntura foram excluídas da grade de disciplinas das universidades.

O aumento da influência da medicina ocidental durante o século XIX serviu de combustível para esse processo. Novos medicamentos e métodos de diagnóstico agitavam o meio acadêmico chinês e apresentavam grande eficácia no tratamento de doenças agudas. Contudo, a medicina tradicional não foi esquecida e, mesmo que "ilegalmente", continuou a ser aplicada e ensinada nas áreas rurais da China. Foi essa preservação do conhecimento que permitiu uma nova popularização a partir de meados do século XX, quando o líder comunista Mao Tsé-Tung estimulou a integração da Medicina Tradicional Chinesa à alopatia ocidental.

MUNDO AFORA

Apesar da fama de terceiro sistema médico mais antigo do mundo — atrás apenas das medicinas egípcia e babilônica —, a MTC foi pouco desenvolvida em outros continentes devido, principalmente, ao isolamento do país. Esse conjunto de técnicas só se propagou pelo Ocidente a partir de 1976, com a abertura econômica da China, e aos poucos foi se moldando de acordo com a cultura, política, religião e ciência de cada localidade.

Em 1979, a Organização Mundial da Saúde (OMS) incluiu métodos chineses na sua lista de indicações. Em 1995, o Conselho Federal de Medicina (CFM) e a Associação Médica Brasileira (AMB) passaram a reconhecer a acupuntura como especialidade médica, assim como a própria filosofia da MTC.

Hoje, o tratamento é oferecido inclusive a pacientes do Sistema Único de Saúde (SUS) e tem atraído o interesse de um número cada vez maior de pessoas mundo afora. A atriz espanhola Penélope Cruz, o ator norte-americano Matt Damon e a apresentadora brasileira Mônica Martelli, por exemplo, já apareceram em público com agulhas ou sementes de mostarda aplicadas na orelha. A cantora Jessica Simpson, por sua vez, garante que a acupuntura lhe ajudou a emagrecer. E o nadador Michael Phelps, detentor de 37 recordes mundiais, atraiu os holofotes durante os Jogos Olímpicos do Rio de Janeiro por aparecer com manchas no corpo típicas da ventosaterapia. Confira nas próximas páginas os princípios e benefícios dessa tradição milenar que transcendeu o tempo e todas as fronteiras.

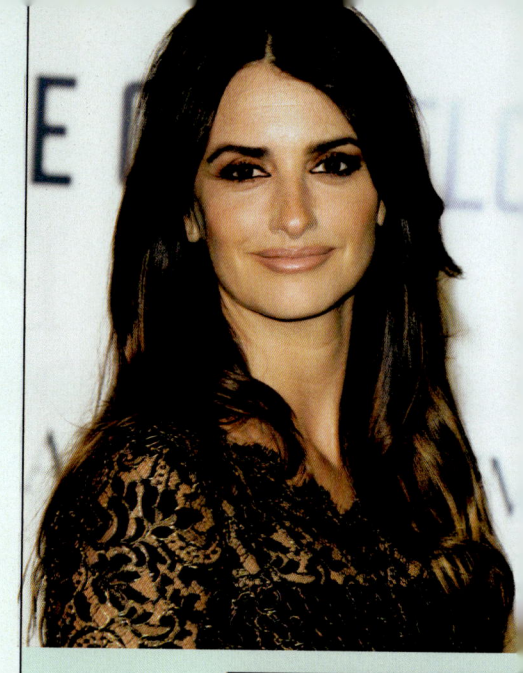

Enquanto o nadador Michael Phelps aposta na ventosaterapia, celebridades como Penélope Cruz, Matt Damon e Jessica Simpson declaram-se adeptas dos tratamentos com agulhas

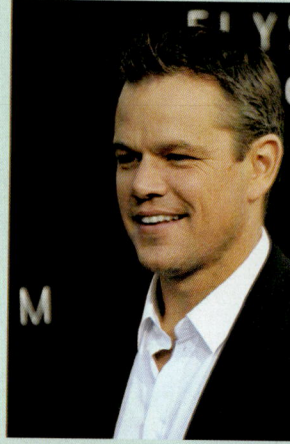

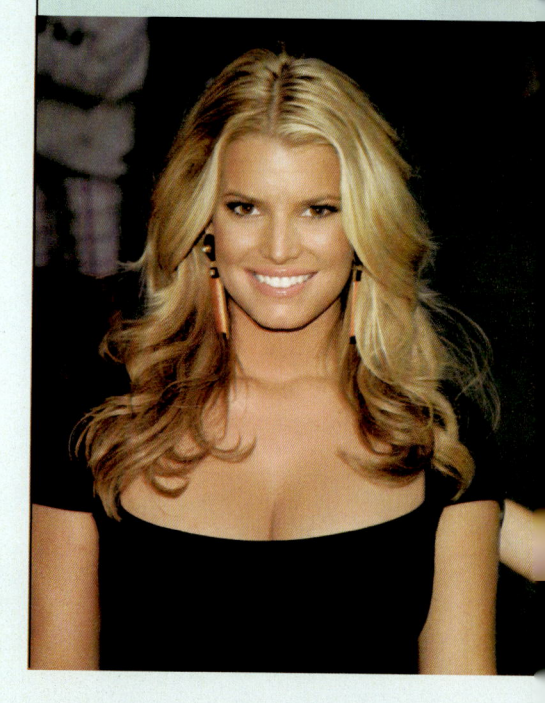

CAPÍTULO 1
MEDICINA CHINESA
FUNDAMENTOS

OS PRINCÍPIOS POR TRÁS *da cura*

Sistema médico chinês abrange várias técnicas desenvolvidas há milhares de anos com base nos conceitos do Yin e Yang, na Teoria dos Cinco Elementos e na convicção de que todas as enfermidades são resultado de uma má distribuição da energia vital

A Medicina Tradicional Chinesa (MTC) abrange um conjunto de técnicas bastante distintas entre si, como a acupuntura, o moxabustão, o *cupping*, a massagem *Tui Na*, o tratamento à base de plantas medicinais, a dietoterapia e as diversas práticas corporais inspiradas na mistura de meditação com artes marciais, a exemplo do *Tai Chi Chuan* e do *Ba Duan Jin*. As opções são inúmeras. Todos esses modelos de tratamento, no entanto, sustentam-se em dois grandes pilares filosóficos do sistema de cura chinês: o conceito do *Yin* e *Yang* (forças opostas e complementares que regem o universo) e a Teoria dos Cinco Elementos (madeira, fogo, terra, metal e água). Tanto a falta quanto o excesso de uma dessas forças/elementos causaria desequilíbrios energéticos e, consequentemente, problemas de saúde.

De acordo com os fundamentos da MTC, as enfermidades nada mais são do que a manifestação de uma desarmonia ou bloqueio da energia vital no organismo. Essa alteração das funções pode ter relação com fatores externos (umidade, frio, calor etc.) ou internos (como alimentação e até envelhecimento).

A dor, por sua vez, seria resultado de uma estagnação de *Qi* (energia vital) e *Xue* (sangue) em determinada região do corpo. A queda do nível de oxigênio no local de uma lesão, por exemplo, faz com que terminações nervosas sejam estimuladas e levem — pela medula até o cérebro — a informação de que há dor e perda de nutrientes. Para retomar a circulação da energia e do sangue no local afetado, pontos específicos dos meridianos (canais de energia) precisam ser estimulados, seja por meio de agulhas, massagens, ventosas, calor ou ervas medicinais.

Mas de que forma essas premissas da filosofia oriental interferem na nossa saúde física e mental? Segundo a médica Gislaine Cristina Abe, responsável pelo ambulatório de Medicina Tradicional Chinesa do Setor de Investigação de Doenças Neuromusculares da Universidade Federal de São Paulo (Unifesp), o mecanismo de ação das terapias chinesas ainda não foi totalmente elucidado: "No caso da acu-

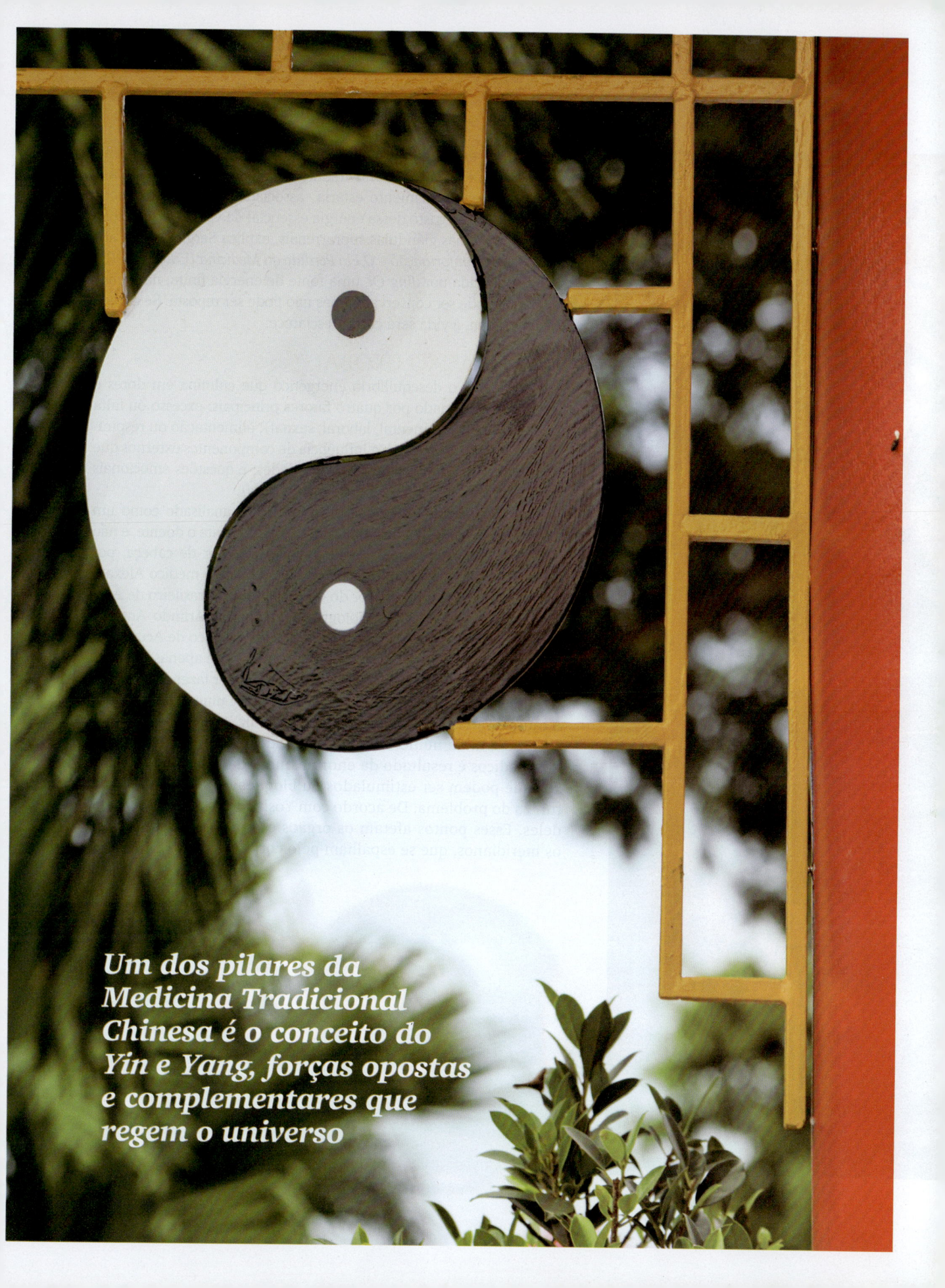

Um dos pilares da Medicina Tradicional Chinesa é o conceito do Yin e Yang, forças opostas e complementares que regem o universo

CAPÍTULO 1
MEDICINA CHINESA
FUNDAMENTOS

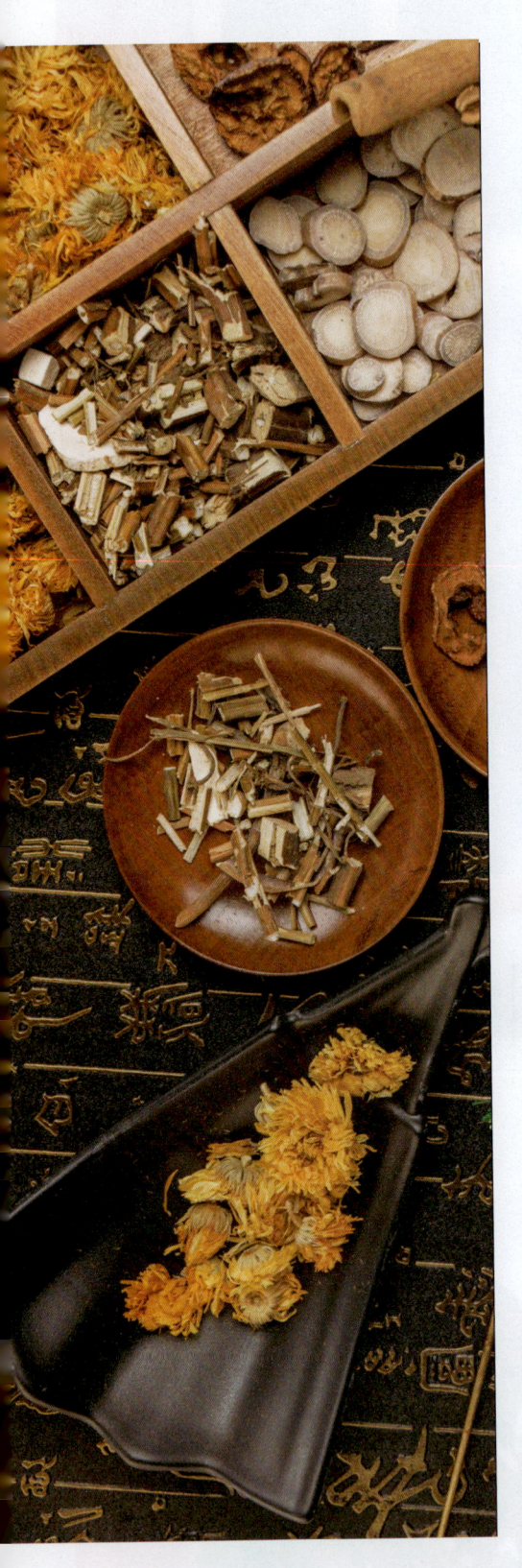

puntura, por exemplo, sabe-se que existe uma relação muito estreita com o sistema nervoso e o movimento da água no organismo". Já o processo de envelhecimento estaria associado, antes das questões fisiológicas, a um gasto dessa energia essencial da vida, que está contida nos rins e nas glândulas suprarrenais, explica Sergio Areias, autor do livro *Bioinformação – O Elo Perdido da Medicina* (Editora CPR). "Ela é conhecida por *Jing Qi*, uma fonte de energia finita, não renovável, que pode ser conservada, mas não pode ser reposta. Se é fraca na sua origem, a vida será curta", esclarece.

AVALIAÇÃO GLOBAL

Na prática, o desequilíbrio energético que culmina em dores e doenças é ocasionado por quatro fatores principais: excesso ou falta de atividade (física, mental, laboral, sexual); alimentação ou respiração inadequadas; viver sob a influência de componentes externos que o prejudiquem (como calor, frio e umidade); e questões emocionais (medo, tristeza, ansiedade, raiva, entre outras).

Esse contexto faz com que o paciente seja analisado como um todo. "Na Medicina Tradicional Chinesa, a gente trata o doente, e não a doença. Muitas vezes, o tratamento de uma dor de cabeça, por exemplo, é diferente para dois pacientes", explica o médico Alexandre Massao Yoshizumi, diretor do Colégio Médico Brasileiro de Acupuntura (CBMA). O anestesiologista e acupuntor Arlindo Antonio Cerqueira e Silva, diretor-científico do Colégio Médico de Acupuntura do Paraná (CMA-PR), reforça, ainda, que a dor é apenas um sinal de alerta. Importante mesmo é o profissional saber fazer o diagnóstico e entender as origens do sintoma. "Não existe uma regra definida. A causa é variada e o tratamento também", diz.

Esse grande número de possibilidades que estão ao alcance dos médicos é resultado da enorme quantidade de pontos reflexos que podem ser estimulados ou bloqueados, conforme a natureza do problema. De acordo com Yoshizumi, há mais de 3 mil deles. Esses pontos afetam os órgãos e estão localizados sobre os meridianos, que se espalham pelo corpo.

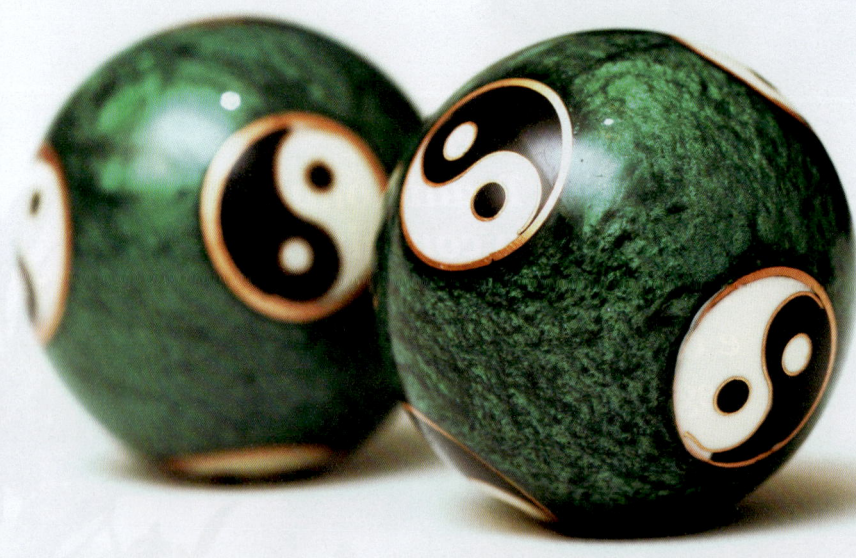

Os 14 canais de energia do corpo

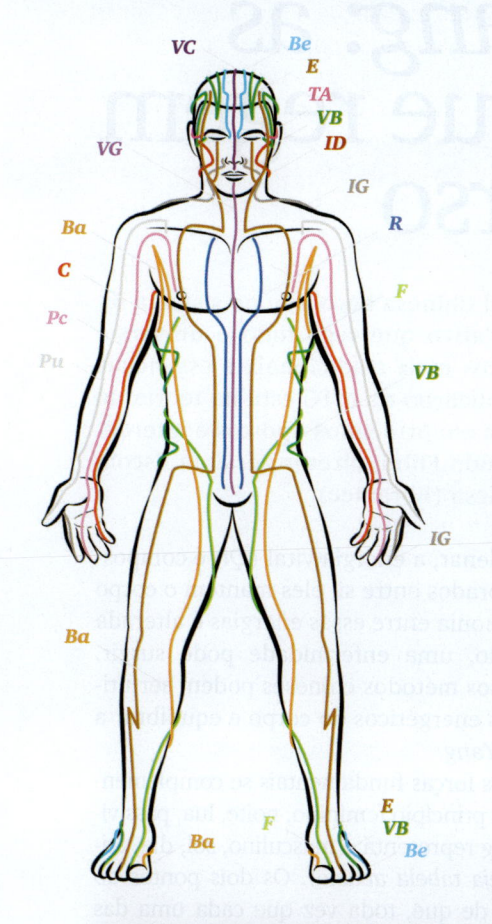

2 MERIDIANOS CENTRAIS:

Vaso da Concepção (VC)
Vaso Governador (VG)

12 MERIDIANOS PRINCIPAIS:

Estômago (E)
Baço (Ba)
Intestino delgado (ID)
Coração (C)
Bexiga (Be)
Rins (R)
Pericárdio (Pc)
Triplo Aquecedor (TA)
Vesícula biliar (VB)
Fígado (F)
Pulmão (Pu)
Intestino grosso (IG)

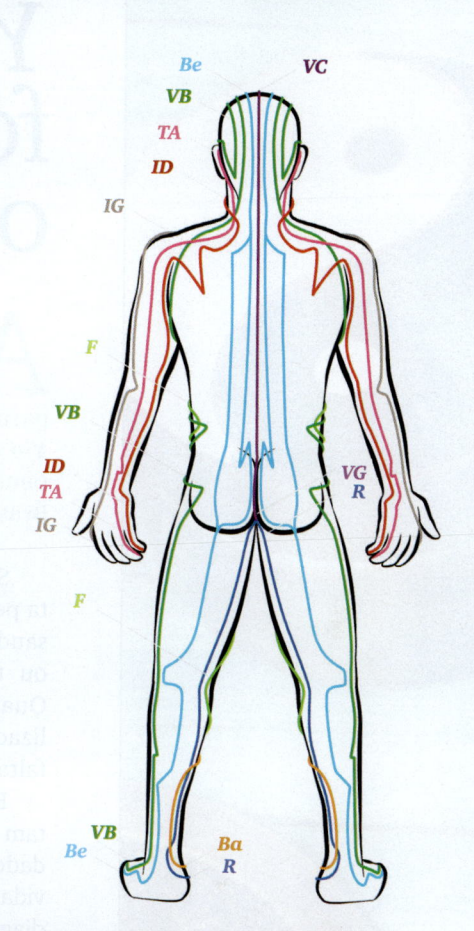

Meridiano	Sigla	Nome chinês	Origem	Destino	Polaridade	Total de pontos	Horário (*)
Estômago	E	Wei	cabeça	pés	Yang	45	7h-9h
Baço/pâncreas	Ba	Pi	pés	tronco	Yin	21	9h-11h
Intestino delgado	ID	Xiao Chang	mãos	cabeça	Yang	19	13h-15h
Coração	C	Xin	tronco	mãos	Yin	9	11h-13h
Bexiga	Be	Pang Guan	cabeça	pés	Yang	67	15h-17h
Rins	R	Shen	pés	tronco	Yin	27	17h-19h
Pericárdio	Pc	Xin Bao	tronco	mãos	Yin	9	19h-21h
Triplo Aquecedor	TA	San Jiao	mãos	cabeça	Yang	23	21h-23h
Vesícula biliar	VB	Dan	cabeça	pés	Yang	44	23h-1h
Fígado	F	Gan	pés	tronco	Yin	14	1h-3h
Pulmão	Pu	Fei	tronco	mãos	Yin	11	3h-5h
Intestino grosso	IG	Da Chang	mãos	cabeça	Yang	20	5h-7h

(*) Horário em que a energia passa por cada um dos 12 meridianos.

CAPÍTULO 1
MEDICINA CHINESA
FUNDAMENTOS

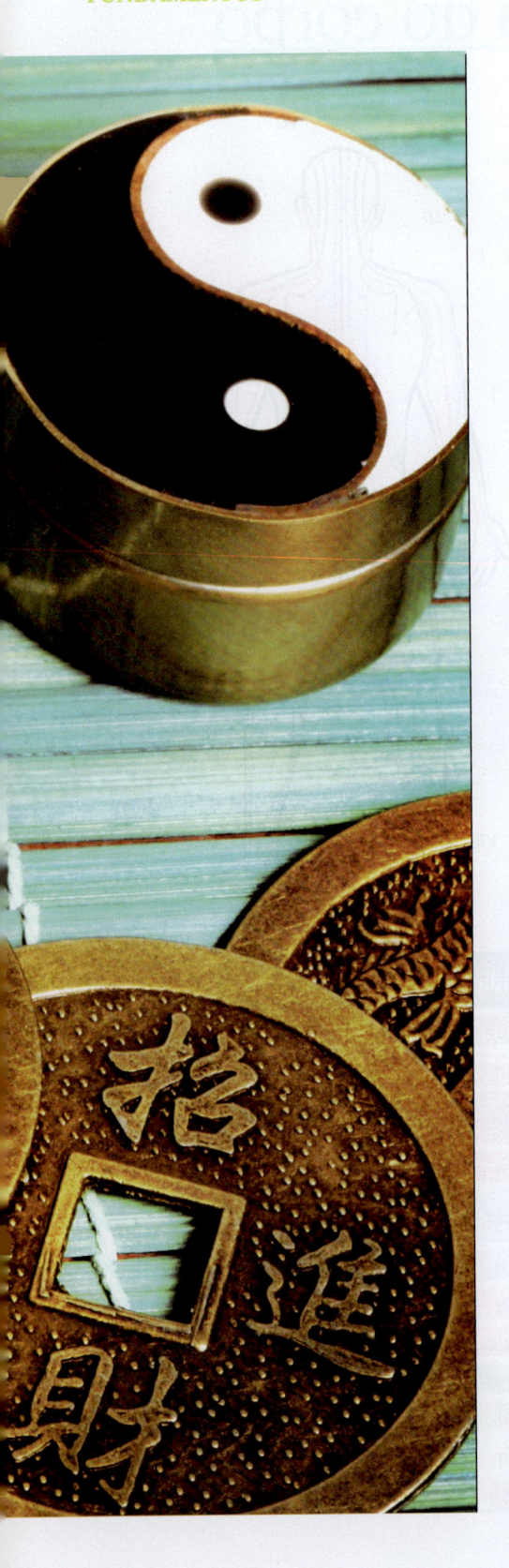

Yin e Yang: as forças que regem o universo

A Medicina Tradicional Chinesa baseia-se no sistema binário positivo e negativo que rege todo o universo. "Um dos fundamentos mais tradicionais e essenciais para o entendimento e a aplicação da MTC está na teoria do *Yin* e do *Yang*, que se baseia em princípios opostos e interdependentes", destaca Reginaldo Filho, diretor geral da Escola Brasileira de Medicina Chinesa (Ebramec).

Segundo essa filosofia milenar, a energia vital (*Qi*) é composta pelos dois polos. Se equilibrados entre si, eles mantêm o corpo saudável, mas quando a harmonia entre essas energias é alterada ou tem seu fluxo bloqueado, uma enfermidade pode surgir. Quando isso acontece, diversos métodos chineses podem ser utilizados para ajustar os canais energéticos do corpo e equilibrar a falta ou o excesso de *Ying* e *Yang*.

Embora opostas, essas duas forças fundamentais se complementam em todas as coisas: *Yin* é o princípio feminino, noite, lua, passividade, introspecção, frio. Já *Yang* representa o masculino, sol, dia, atividade, extroversão, calor (*veja tabela abaixo*). Os dois pontos do diagrama simbolizam a ideia de que, toda vez que cada uma das forças atinge seu ponto extremo, manifesta dentro de si a semente de seu oposto. E como são interdependentes, é do equilíbrio entre estes polos, positivo e negativo, que surge todo movimento de mudança.

YANG	YIN
Sol	Lua
Masculino	Feminino
Pai	Mãe
Cérebro esquerdo	Cérebro Direito
Luz	Sombra
Hipertensão arterial	Pressão baixa
Positivo	Negativo
Expansão	Retração
Testosterona	Estrógeno
Sódio	Potássio
Calor	Frio

A Teoria dos 5 Elementos

Você pode nunca ter ouvido falar nesta filosofia, mas certamente já percebeu que epidemias de gripe e meningite, por exemplo, ocorrem mais no inverno, enquanto o verão é a estação do ano com maior incidência de distúrbios gastrointestinais, como vômitos e diarreia. Daí conclui-se que os movimentos da natureza influenciam, e muito, nas atividades fisiológicas de todos os seres vivos. E é a partir desta constatação que a Teoria dos Cinco Elementos ganhou força como um dos princípios filosóficos básicos da Medicina Tradicional Chinesa.

Originalmente chamada de *Wu Xing* e mais recente que o conceito de *Yin* e *Yang*, essa teoria aplica-se não apenas à medicina como a todas as coisas do mundo material. Foi sistematizada pelo naturalista Tsou Yen, entre 350 e 270 a.C., mas só na Dinastia Song (960-1279 d.C.) que seu sistema passou a ser utilizado de fato como meio de diagnosticar e tratar problemas de saúde.

Teoricamente, os cinco elementos (fogo, madeira, água, terra e metal) representam fases das energias *Yin* e *Yang*. Juntas, essas forças naturais formam um ciclo dinâmico, que regula a vida na Terra e se manifesta nos movimentos de mudança da natureza, como as estações do ano e as alternâncias do clima. Tudo pode ser classificado de acordo com essa teoria, até mesmo o vaivém de emoções da psicologia humana.

Na prática, essas fases de energia estão em constante mudança de atividade, nutrindo e controlando uma à outra para que haja uma constante nos movimentos de transformação. Sua utilização na medicina chinesa consiste na observação das leis da natureza e na aplicação das mesmas no estudo das atividades fisiológicas e alterações patológicas do organismo humano. Por exemplo, uma pessoa de aspecto azulado que prefere comidas de sabor amargo e tem "pulso de arame" sugere uma doença do fígado. Já uma face rosada, acompanhada de um sabor picante e de um pulso cheio de força pode indicar problemas no coração. Além disso, cada elemento exerce um efeito sobre os demais (*veja quadro à direita*). Um paciente com energia insuficiente no baço, por exemplo, geralmente apresenta aspecto azulado, implicando à madeira (fígado) uma extrema subjugação da terra (baço). Confira mais detalhes sobre essa dinâmica nas páginas a seguir.

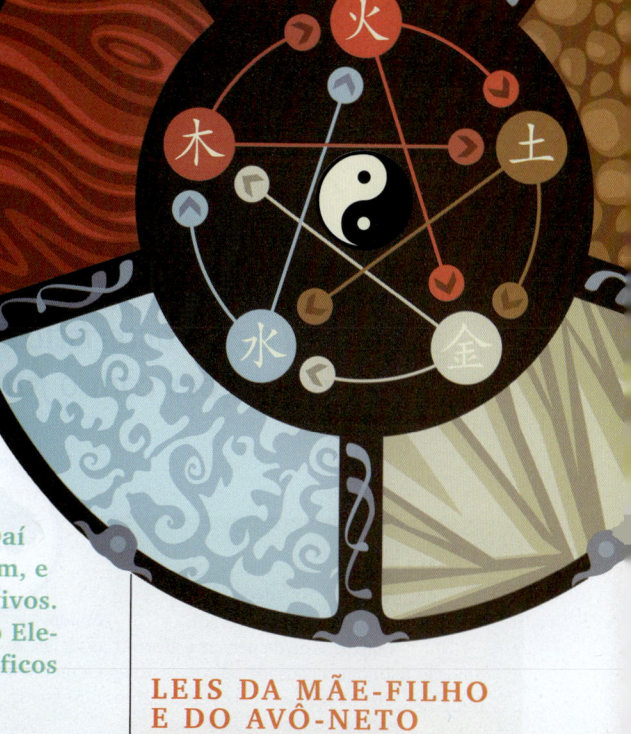

LEIS DA MÃE-FILHO E DO AVÔ-NETO

Os processos de estimulação (tonificação) e inibição (sedação) da energia vital (Qi) obedecem a regras de relação entre os cinco elementos conhecidas como lei da mãe-filho (ou ciclo de geração) e lei do avô-neto (ou ciclo de inibição). Na prática clínica, essas relações resultam no aumento ou na diminuição da atividade de um determinado grupo de meridianos ou órgãos correspondentes. Confira:

CICLO DE GERAÇÃO
- A madeira alimenta o fogo.
- O fogo, com suas cinzas, produz terra.
- A terra reúne o metal.
- Ao se dissolver, o metal aquece a água.
- A água dá vida à madeira.

CICLO DE INIBIÇÃO
- A madeira se nutre da terra.
- A terra retém a água.
- A água apaga o fogo.
- O fogo funde o metal.
- O metal corta a madeira.

CAPÍTULO 1
MEDICINA CHINESA
FUNDAMENTOS

pentagrama

Confira as características de cada elemento da natureza e suas relações com o funcionamento do organismo

FOGO

TERRA

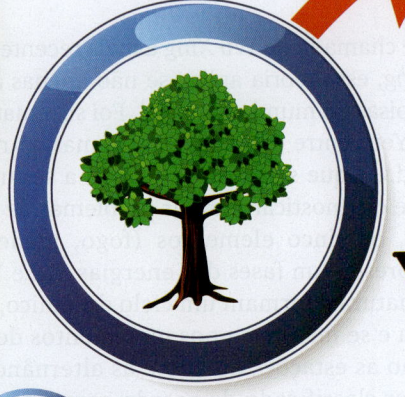

TERRA
Cor: amarelo. **Sabor:** doce.
Estação: canícula (fim do verão). **Clima:** úmido.
Emoção: capacidade de pensar e abstrair as ideias. A emoção patológica causada pelo excesso do elemento é a preocupação em demasia e os pensamentos obsessivos.
Órgãos: estômago, baço e pâncreas.
Relações no corpo humano: a terra rege as formas. Um desequilíbrio pode causar obesidade ou artrite. Frio e umidade favorecem doenças ligadas a este elemento.
Movimento: é o clímax do ciclo, momento de perfeito equilíbrio, quando o fogo diminui, transformando-se em energia da Terra, nem muito *Yin*, nem muito *Yang*. Essa harmonia entre as cinco fases traz bem-estar e plenitude.
Personalidade: possuem a habilidade de alimentar como uma mãe. Às vezes, têm uma sensação de vazio.
Biótipo: pessoas com forte presença de terra podem ter traços e formas mais fortes, compactos e quadrados.

ÁGUA
Cor: preto. **Estação:** inverno.
Sabor: salgado. **Clima:** frio. **Órgãos:** rins e bexiga.
Emoção: força de vontade. A emoção oposta é o medo e o pânico.
Relações no corpo humano: a água está associada aos fluidos essenciais, como os hormônios, o sistema linfático, a medula, as enzimas, todos com grande potencial energético. Ossos e articulações também estão sob o comando deste elemento, cujo desequilíbrio pode provocar osteoporose.
Movimento: na natureza, a água evapora com o excesso de calor. Já nos seres humanos, a energia do elemento água é liberada pelo excesso de estresse e de emoções fortes. A forma de se conservar essa energia é através da quietude e do repouso. Deve-se manter o "frio".
Personalidade: são persistentes e determinados, geralmente superam-se em situações que os outros achariam assustadoras.
Biótipo: as formas de quem tem forte presença de água são normalmente arredondadas e alongadas.

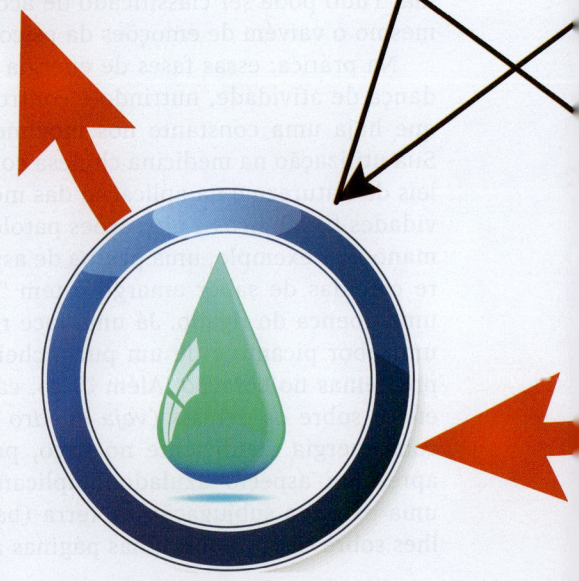

ÁGUA

24 MEDICINA CHINESA

FOGO
Cor: vermelho. **Estação do ano:** verão. **Sabor:** amargo. **Clima:** calor.
Emoção: alegria. O excesso do elemento fogo pode causar euforia e ansiedade.
Órgãos: coração, intestino delgado, pericárdio e triplo aquecedor.
Relações no corpo humano: este é o elemento que rege o sistema cardiovascular, os vasos sanguíneos, a circulação. Doenças como arteriosclerose e flebite podem resultar de algum desequilíbrio neste setor.
Movimento: esta é a fase mais quente e cheia de energia Yang de todo o ciclo. Está associada ao amor e à compaixão, à generosidade e à alegria, à abertura e à abundância. Se bloquearmos esta energia, o resultado será hipertensão, problemas de coração e desordens nervosas.
Personalidade: adoram sair, se relacionar com as pessoas e rir. Por vezes, carregam uma tristeza dentro de si.
Biótipo: as formas do corpo de quem tem forte presença deste elemento são angulosas, como labaredas, e os homens podem apresentar calvície.

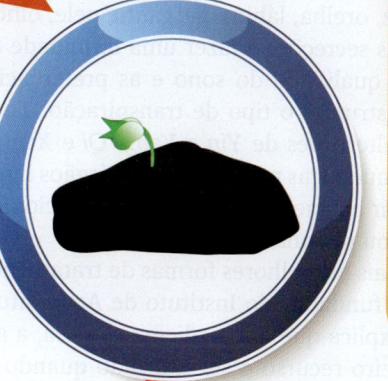

MADEIRA

MADEIRA
Cores: verde e azul. **Estação:** primavera. **Clima:** vento.
Sabor: azedo. **Órgãos:** fígado e vesícula biliar.
Emoção: alma etérea e criatividade. O contrário é raiva, indignação, irritação.
Relações no corpo humano: tendões, articulações e tecidos moles também estão ligados à madeira. Por isso, seu desequilíbrio pode causar tendinite e problemas articulares.
Movimento: a fase madeira é expansiva, alegre e explosiva. É uma geração criadora de energia, despertando o desejo sexual de procriar. Essa energia pede livre expressão e espaço para dar vazão à sua expansão. Se bloquearmos o seu desenvolvimento, criamos sentimentos de frustração, raiva, ciúme e estagnação.
Personalidade: excedem ou têm dificuldade para tomar decisões e agir. O futuro e a sua capacidade de prevê-lo pode ser a sua força. Quando estão fora do equilíbrio, perdem a esperança e procrastinam seus deveres.
Biótipo: as formas do corpo são angulosas, os nós dos dedos são pronunciados e pode haver ranhuras na pele.

METAL
Cor: branco. **Estação:** outono. **Sabor:** picante.
Clima: seco. **Órgãos:** pulmão e intestino grosso.
Emoção: sensibilidade ou a chamada alma corpórea. O oposto é a tristeza e a melancolia.
Relações no corpo humano: além do pulmão e do intestino grosso, a pele é regida por este elemento. Esses são os três principais contatos do corpo com o mundo externo. Se resistirmos a esta energia e ficarmos aprisionados no passado, podemos criar estados de melancolia, tristeza e depressão, que se manifestam com dores nas costas, gripes, alergias, dificuldades respiratórias, problemas de pele e diminuição da resistência.
Movimento: a energia começa a se condensar novamente, a contrair-se, voltando-se para dentro a fim de se acumular e armazenar. Nesta fase, devemos nos livrar de tudo o que está gasto, como as folhas das árvores que caem para poupar sua essência durante o outono. Se nesta fase não houver bastante energia para contrair, não haverá força suficiente para passar o inverno e o próximo ciclo da madeira/primavera será fraco.
Personalidade: procuram o que é puro e espiritual. Estabelecem os padrões mais altos para si e para os outros. Por vezes, têm a sensação de que algo poderia ter sido diferente.
Biótipo: pessoas com forte presença do elemento metal têm formas harmônicas e proporcionais.

METAL

CAPÍTULO 1
MEDICINA CHINESA
FUNDAMENTOS

O passo a passo do diagnóstico

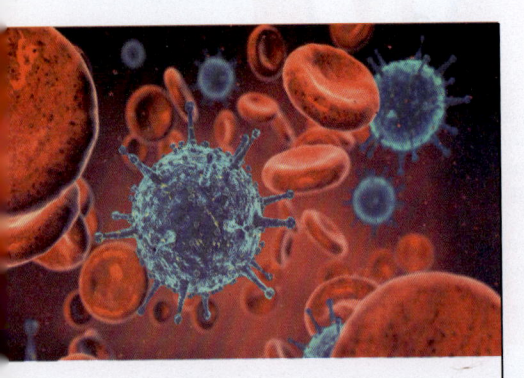

AS TRÊS FASES DA DOENÇA

1) ENERGÉTICA: o cansaço, a falta de energia, a perda de memória e a dificuldade de concentração são sinais de que há um desequilíbrio energético no organismo. Por não trazer muitos sintomas clínicos, o problema dificilmente é identificado em exames médicos convencionais. O aumento dessa desarmonia no corpo faz a doença progredir para a próxima etapa.

2) FUNCIONAL: é quando começam a ser percebidas alterações no funcionamento dos órgãos, o que acarreta em inflamações. São quadros de gastrite, insônia, tontura, depressão e dor. Exames identificam pequenas alterações, mas nem sempre explicam o que realmente está ocorrendo com o organismo. Medicamentos ajudam a controlar os sintomas, mas o corpo permanece em desequilíbrio.

3) ORGÂNICA: a evolução de alterações no quadro funcional faz com que lesões sejam instaladas no organismo, o que pode levar o indivíduo a sofrer, por exemplo, Acidente Vascular Cerebral (AVC), artrose, câncer ou infarto. Nesse ponto, as alterações são identificadas em exames e até podem ser recomendadas cirurgias.

De acordo com os fundamentos da Medicina Tradicional Chinesa, o paciente deve ser avaliado de forma integral: mente e corpo são partes de uma mesma unidade. Assim, seja médico ou não, o profissional deverá avaliar o histórico clínico do paciente, escutar, perguntar e fazer o exame físico à moda oriental, que inclui a verificação do pulso (parte fundamental do diagnóstico), a observação da língua e a palpação das regiões abdominal e cervical.

Também é comum observar a coloração da face, o formato das unhas, cabeça, cabelos, nariz, orelha, lábios, garganta, pele, olhos, postura, respiração, possíveis secreções e fazer uma infinidade de perguntas que vão desde a qualidade do sono e as preferências alimentares até o ciclo menstrual e o tipo de transpiração. Tudo isso ajudará a entender as alterações de *Yin* e *Yang*, *Qi* e *Xue* no organismo do paciente e as mudanças patológicas dos órgãos internos. Por fim, pode-se solicitar exames complementares adicionais, como uma ultrassonografia ou ressonância magnética.

A partir daí, define-se quais as melhores formas de tratamento. Orlando Gonçalves, médico fundador do Instituto de Acupuntura do Rio de Janeiro (IARJ), explica que, na medicina chinesa, a alimentação é sempre o primeiro recurso a ser utilizado quando se percebe que o paciente está doente. "Depois é que vêm a fitoterapia, a massagem e a acupuntura, nessa ordem", diz o especialista.

As alternativas são inúmeras. Por isso, é importante saber como funciona cada método para definir qual é o que melhor se adequa ao perfil do paciente e à natureza do desequilíbrio. O médico especialista em acupuntura e dor Marcus Yu Bin Pai, da clínica Dr. Hong Jin Pai e Associados, esclarece que a técnica com ventosas, por exemplo, usa sucção por pressão negativa para estimular o relaxamento muscular e a melhora da microcirculação local, enquanto a moxa (queima da Artemísia) estimula os pontos da acupuntura por meio do calor.

Se bem feita, essa escolha poderá ser o pontapé para a melhora significativa de sintomas e de uma série de doenças, além de permitir a retomada da rotina prejudicada por ondas frequentes de dor e desconforto. "Muitos de nossos pacientes vêm para sessões regulares sem qualquer problema de saúde. Apenas buscando bem-estar, qualidade de vida e o alívio do estresse do dia a dia", destaca Pai.

Como os sentimentos afetam os órgãos?

Segundo a Medicina Tradicional Chinesa, uma doença não está relacionada ao comprometimento de apenas um sistema. Em muitos casos, é preciso tratar o organismo de forma conjunta e adequada. Entenda como funcionam os cinco principais órgãos e a quais emoções eles estão associados:

CORAÇÃO
Faz o sangue circular e influencia processos mentais. O coração é afetado pelo estresse e pela ansiedade, além de ser prejudicado por estados de euforia e alegria, especialmente se forem muito intensos.

PULMÃO
Responsável por controlar a energia do organismo. Metaboliza todo o *Qi* que vem da respiração e influencia a circulação de líquidos e a dispersão de energia. A tristeza é a emoção que mais afeta esse órgão.

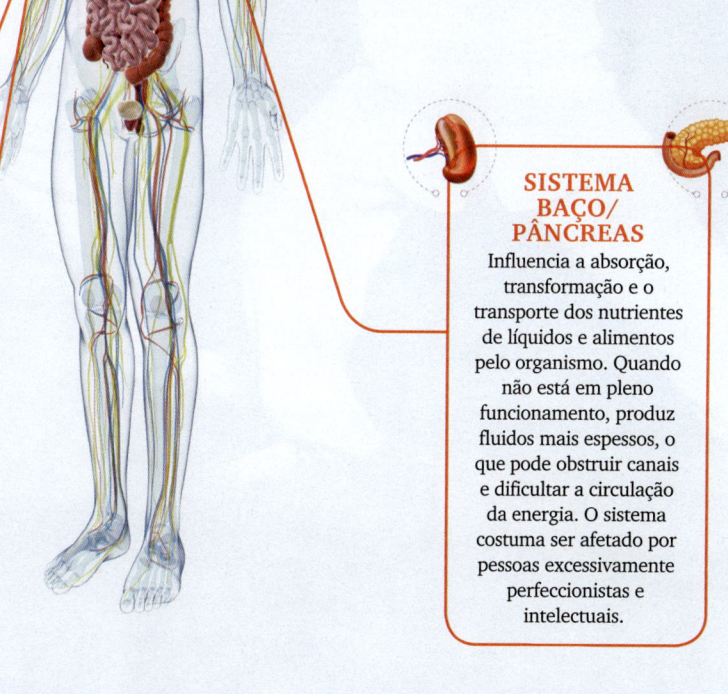

FÍGADO
Distribui a energia e o sangue de forma harmônica para todos os tecidos e órgãos. A raiva, a mágoa e a frustração são emoções que prejudicam o seu funcionamento. As mulheres são mais sensíveis a ele.

SISTEMA BAÇO/PÂNCREAS
Influencia a absorção, transformação e o transporte dos nutrientes de líquidos e alimentos pelo organismo. Quando não está em pleno funcionamento, produz fluidos mais espessos, o que pode obstruir canais e dificultar a circulação da energia. O sistema costuma ser afetado por pessoas excessivamente perfeccionistas e intelectuais.

RINS
Manda energia para todos os órgãos e controla toda a vitalidade da pessoa, influenciando o nascimento, a fertilidade e o desenvolvimento. O medo e a falta de vontade são emoções que o afetam.

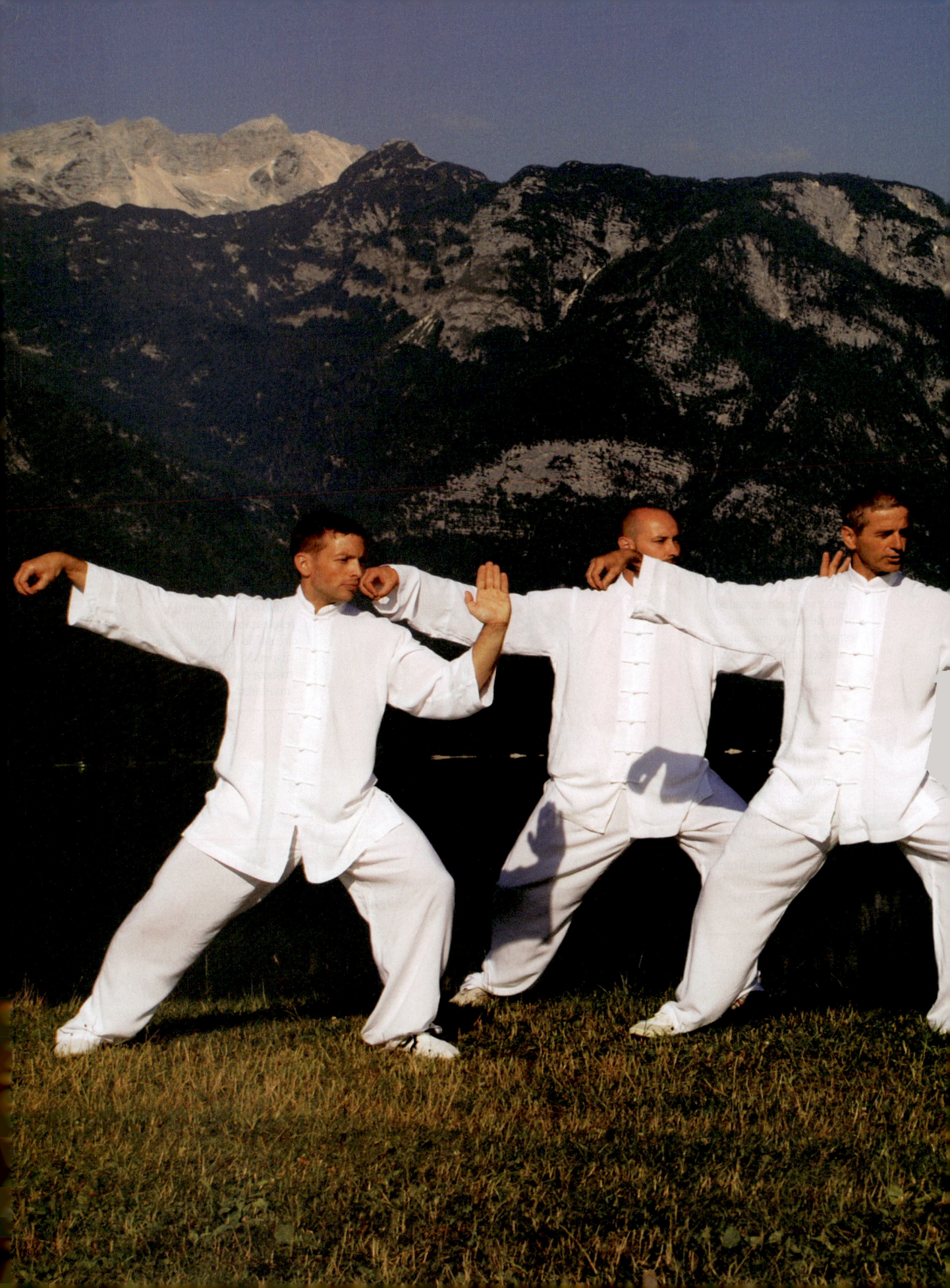

CAPÍTULO 2

TRATAMENTO NATURAL
contra doenças

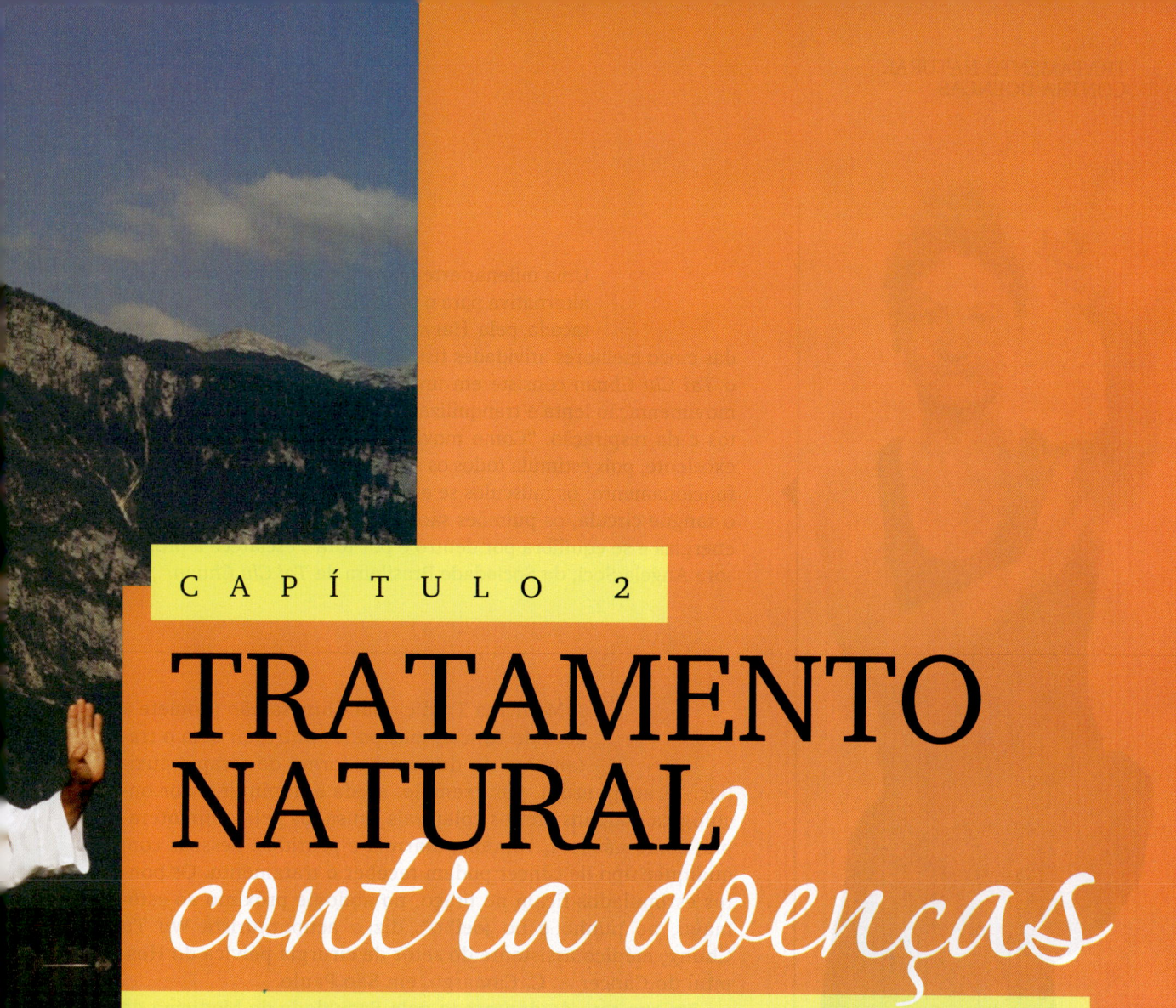

Pesquisas científicas já comprovaram a eficácia da medicina chinesa como recurso auxiliar no tratamento de diversos problemas de saúde. Confira os principais

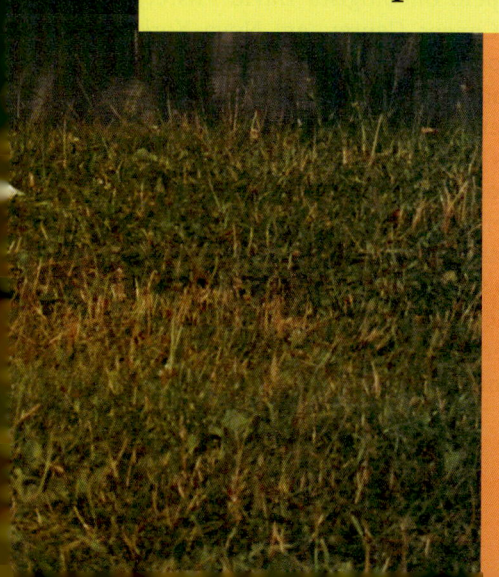

CAPÍTULO 2
TRATAMENTO NATURAL CONTRA DOENÇAS

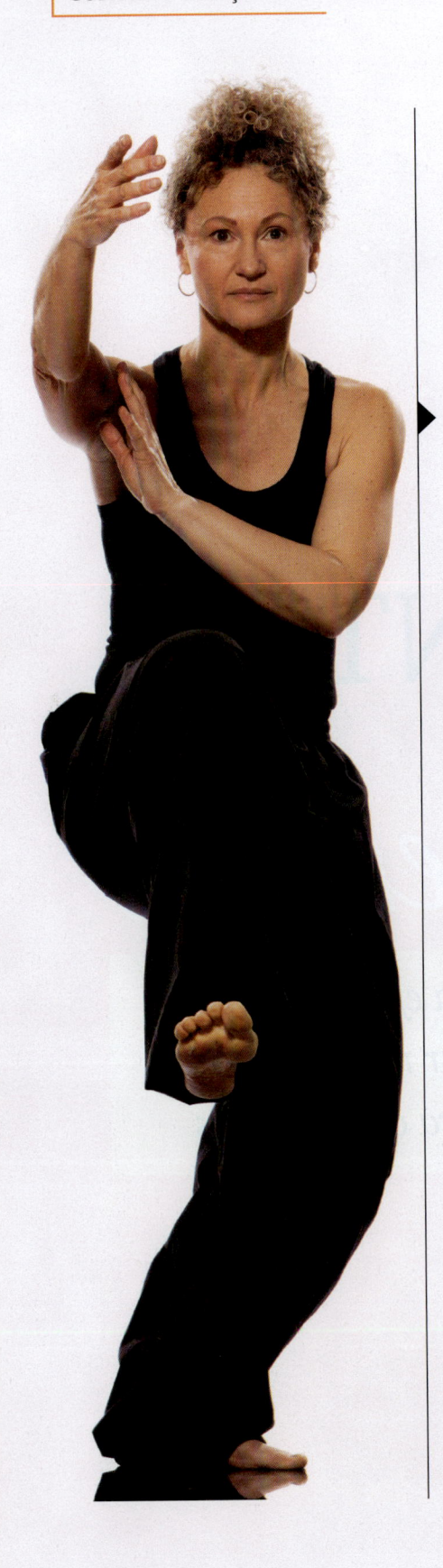

TAI CHI CHUAN PARA COMBATER DORES CRÔNICAS

Uma milenar arte marcial chinesa tem servido de alternativa para o controle de dores crônicas. Destacada pela Harvard Medical School como uma das cinco melhores atividades físicas para todas as faixas etárias, o *Tai Chi Chuan* consiste em um treinamento que mescla uma movimentação lenta e tranquilizante à percepção dos pensamentos e da respiração. "Como movimento corporal, essa prática é excelente, pois estimula todos os sistemas orgânicos a um melhor funcionamento: os músculos se alongam, os ossos se fortalecem, o sangue circula, os pulmões são estimulados e todo o corpo se energiza e se equilibra por dentro e por fora", esclarece a professora Angela Soci, da Sociedade Brasileira de *Tai Chi Chuan*.

COMPLEMENTO ÀS TERAPIAS ANTI-CÂNCER

A Medicina Tradicional Chinesa não promete a cura do câncer, mas pode contribuir com o tratamento da doença na forma de terapia auxiliar. "A acupuntura, por exemplo, ajuda a diminuir a dor oncológica e alguns efeitos colaterais causados pela quimioterapia, como náuseas, vômitos, diarreia e pruridos. Pessoas com qualquer tipo de câncer podem receber o tratamento. Os pontos estimulados ficam no braço, no abdome próximo ao estômago, no punho e no joelho", diz o acupunturista Wu Tu Chung, médico assistente do setor de cirurgia pélvica do Hospital do Câncer A. C. Camargo, em São Paulo.

Em sua tese de doutorado pela Faculdade de Medicina da Universidade de São Paulo (SP), Chung estudou o valor que as agulhas têm sobre os efeitos colaterais do tratamento contra o câncer. "A sessão é realizada na primeira semana que o paciente recebe a quimioterapia, porque esse é o período em que ele sente mais náuseas e vômitos", explica.

Outro estudo, comandado pelo oncologista David Pfister, do Memorial Sloan-Kettering Cancer Center, em Nova York (EUA), apontou que, além de controlar as reações à quimio e à radioterapia, a acupuntura ainda atenua a dor, a fadiga e a sensação de boca seca em pacientes com câncer. Pfister acompanhou um grupo de pacientes em tratamento por três meses e pôde constatar que as sessões regulares da técnica trazem mais resultados que medicamentos anti-inflamatórios e analgésicos. As pessoas submetidas às agulhadas apresentaram melhora 39% maior em relação às que utilizaram apenas o tratamento convencional. O médico lembra que o uso de fármacos no processo de cura da doença é indispensável, mas que a acupuntura também pode estimular a melhora do paciente.

AGULHAS NA LUTA CONTRA O CIGARRO

A acupuntura tem se mostrado bastante eficaz para quem deseja se libertar do vício por nicotina. Segundo a fisioterapeuta e acupunturista Daniele Veiga, basta espetar alguns pontos estratégicos do corpo e do lóbulo da orelha para o paciente regular o sono, controlar a ansiedade e a compulsão pelo cigarro. "Junto com a técnica, trabalha-se o equilíbrio emocional do paciente", diz Daniele. As sessões devem ser semanais para que a pessoa passe, de fato, a não sentir mais tanto prazer ao fumar.

FITOTERAPIA CHINESA VERSUS MALÁRIA

Considerada uma das plantas mais conhecidas da fitoterapia chinesa, a Artemísia é comprovadamente eficaz na luta contra a malária, doença infecciosa, transmitida por mosquitos, que causa febre, fadiga, vômitos, dores de cabeça e, em casos graves, pode levar à morte. Em 2015, a farmacóloga chinesa Tu Youyou ganhou o Prêmio Nobel de Medicina por ter descoberto nos anos 70 a *artemisinina*, um princípio ativo contra a malária, extraído da espécie *Artemisia annua*, com o qual foi possível salvar milhões de vidas nas últimas décadas. Além de ser muito usada em terapias com moxabustão, a Artemísia é indicada na Medicina Tradicional Chinesa para o tratamento de problemas gastrointestinais e febre. Atualmente, no entanto, o tema de maior interesse a respeito da planta refere-se ao seu potencial anticâncer. Isso porque, também em 2015, o Instituto Nacional do Câncer de Milão, na Itália, confirmou que a artemisinina e seus derivados mostraram um efeito tóxico sobre células cancerígenas em experiências *in vitro*. Apesar de promissores, esses estudos ainda precisam ser aprofundados.

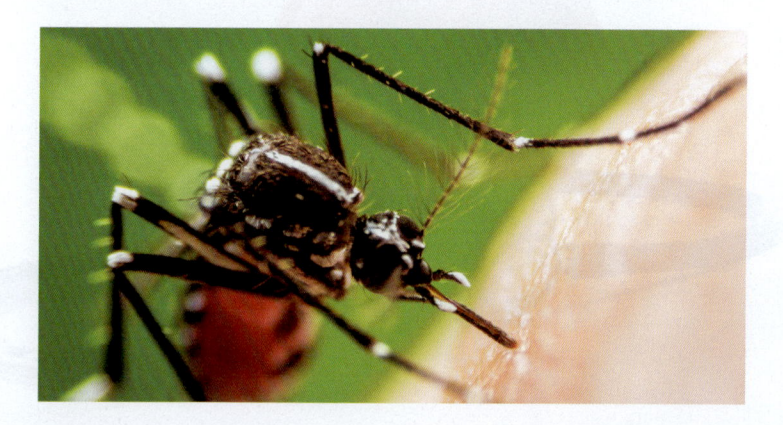

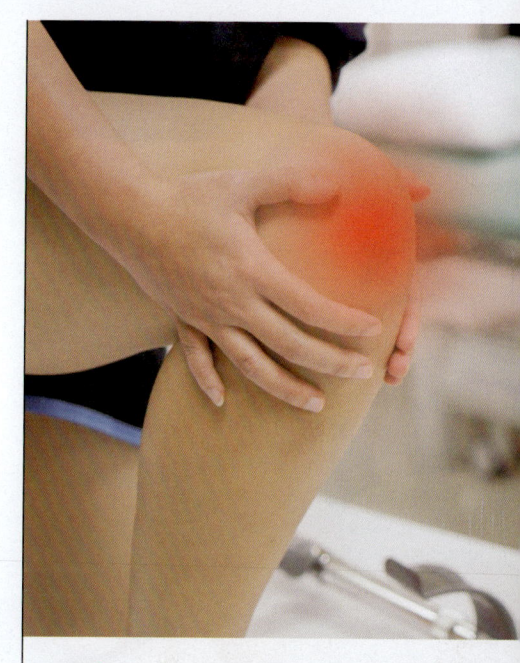

ALÍVIO PARA LESÕES ARTICULARES

Com o aumento da expectativa de vida, cresce o número de pessoas que têm de recorrer a analgésicos, antirreumáticos e sessões de fisioterapia para amenizar as dores crônicas causadas por artrite nos joelhos e nos quadris. Mas esses recursos nem sempre surtem resultados e ainda podem causar efeitos colaterais. Por isso, a acupuntura tem sido indicada como complemento. Durante estudo realizado na Universidade de Berlim (Alemanha), uma equipe comandada pela pesquisadora Claudia M. Witt investigou a eficácia da técnica chinesa combinada a cuidados rotineiros em comparação a terapias isoladas no tratamento de pacientes com lesões articulares. Mais de 3,6 mil pacientes participaram da pesquisa, que constatou uma eficácia clínica significativa da acupuntura para o tratamento de osteoartrites de joelho e quadril.

A TRADIÇÃO ORIENTAL QUE CURA DIVERSOS MALES

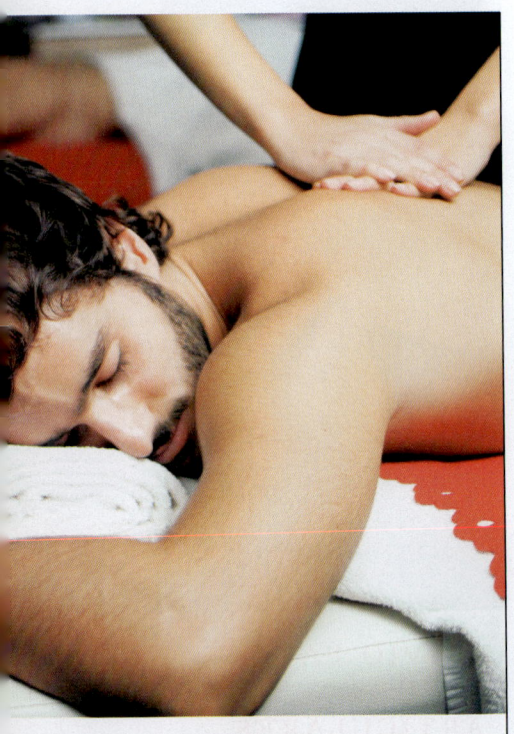

CAPÍTULO 2
TRATAMENTO NATURAL CONTRA DOENÇAS

TUI NA PARA DEFICIT DE ATENÇÃO E HIPERATIVIDADE

A massagem *Tui Na* pode ser uma alternativa rápida e eficaz para melhorar o dia a dia de jovens diagnosticados com Transtorno de Deficit de Atenção e Hiperatividade (TDAH). É o que garantem pesquisadores da Universidade Federal de Santa Maria (UFSM), no Rio Grande do Sul. Os autores do estudo realizaram um experimento com 11 crianças e adolescentes que sofriam do distúrbio. Eles receberam 12 sessões de massagem *Tui Na* e afirmaram ter sentido algo prazeroso. Alguns se acalmaram tanto que chegaram a dormir durante as sessões. No final do processo, os participantes ainda demonstraram maior receptividade com as atividades escolares e apresentaram melhoras significativas nos níveis de concentração, atenção e bem-estar.

CORAÇÃO NOS TRINQUES

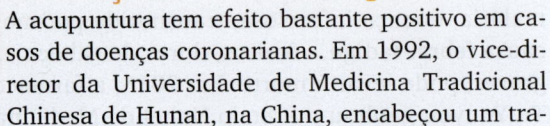

A acupuntura tem efeito bastante positivo em casos de doenças coronarianas. Em 1992, o vice-diretor da Universidade de Medicina Tradicional Chinesa de Hunan, na China, encabeçou um trabalho pioneiro no uso da angiografia coronária para observar os resultados da aplicação de agulhas no ponto C6, que costuma concentrar energia quando ocorrem problemas agudos no coração. O estudo comprovou que o estímulo deste ponto dilata a artéria coronária, ajudando a solucionar inúmeros problemas de saúde relacionados ao entupimento de vasos e a prevenir vários outros, tais como infarto e angina. Além de melhorar o funcionamento cardíaco de maneira geral, as agulhas influenciaram na frequência, no nível e no tempo de duração das dores.

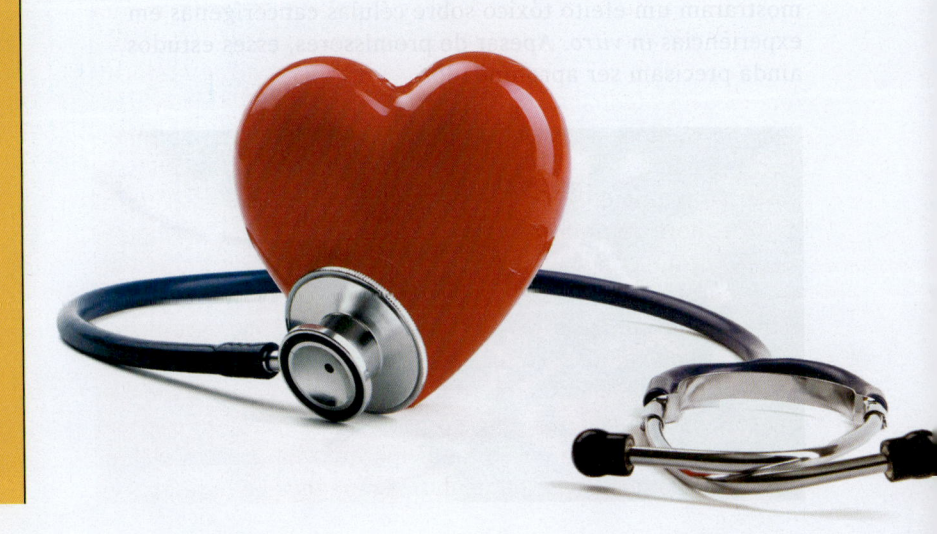

MASSAGEM DOS SONHOS

Um estudo envolvendo a técnica *Tui Na*, publicado por estudantes da Universidade Tuiuti do Paraná, mostrou que a massagem chinesa pode ser uma forte aliada de quem sofre com estresse e problemas para dormir. Durante a pesquisa, os participantes foram submetidos a duas sessões de massagem por semana (de 40 minutos cada), até totalizarem dez consultas. O método massoterapêutico foi aplicado em todo o corpo, com movimentos de deslizamento, fricção, compressão e rotação das articulações. Ao término da experiência, 60% dos participantes disseram que passaram a dormir melhor.

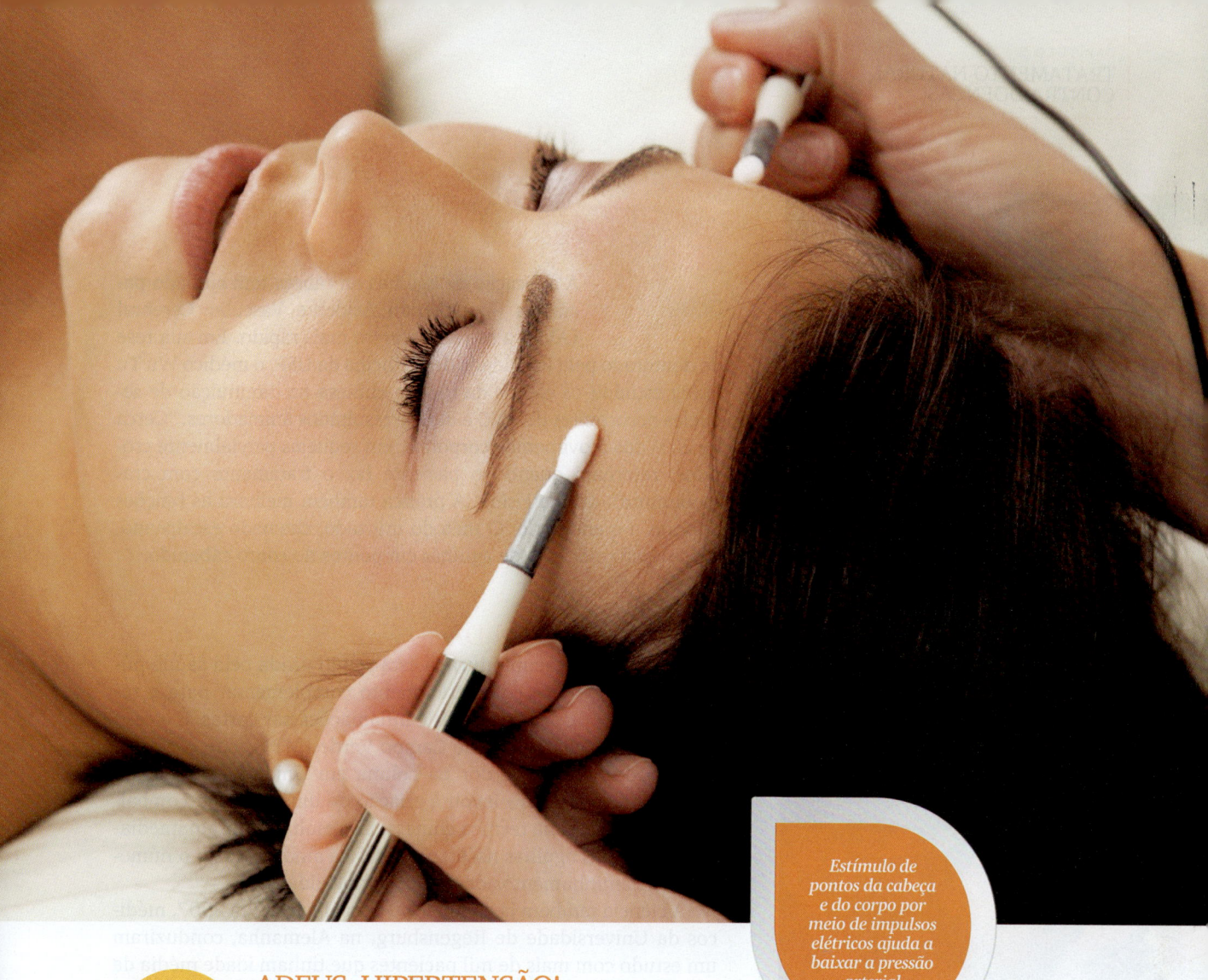

Estímulo de pontos da cabeça e do corpo por meio de impulsos elétricos ajuda a baixar a pressão arterial

ADEUS, HIPERTENSÃO!

A eletroacupuntura (método que emprega estimulação elétrica de baixa intensidade em pontos específicos do corpo) ajuda a baixar a pressão sanguínea, principalmente em pessoas com mais de 60 anos, o que diminui os riscos de AVC (Acidente Vascular Cerebral) e infarto, aponta um estudo realizado no Centro para Medicina Integrativa Susan Samueli, da Universidade da Califórnia (EUA), com 65 hipertensos que não tomavam remédio. O grupo que se tratou com a técnica chinesa apresentou uma queda evidente da pressão em 70% dos casos. Essa melhora se prolongou por um mês e meio e foi acompanhada por uma queda de 41% na concentração de noradrenalina (neurotransmissor que comprime os vasos sanguíneos), além de um aumento de 67% da renina (enzima, produzida pelos rins, que ajuda a controlar a pressão) e um decréscimo de 22% no nível de aldosterona (hormônio que aumenta a concentração de sódio e reduz a de potássio no sangue). Já o grupo que recebeu uma simulação de acupuntura em pontos aleatórios do corpo não registrou nenhuma mudança na pressão.

Estudo da Universidade de Chicago constatou que a eletroacupuntura reduz os riscos de AVC e infarto em pessoas com mais de 60 anos

A TRADIÇÃO ORIENTAL QUE CURA DIVERSOS MALES

CAPÍTULO 2
TRATAMENTO NATURAL CONTRA DOENÇAS

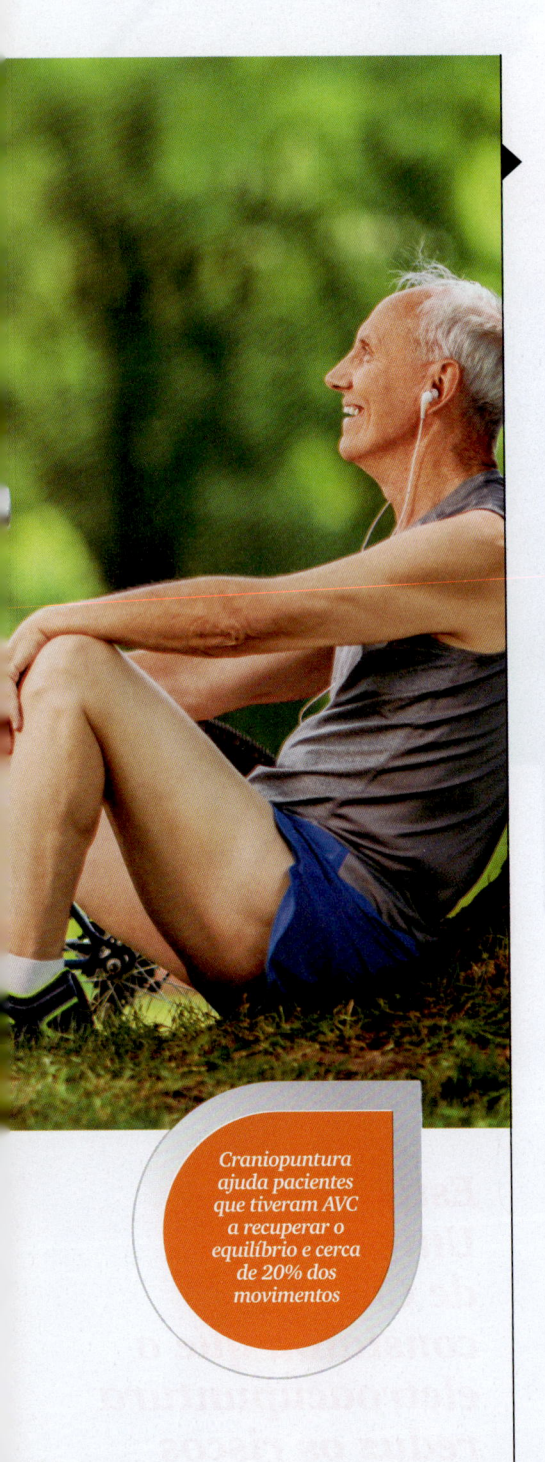

ESCALPEANO PARA REABILITAÇÃO PÓS-AVC

A aplicação de agulhas na cabeça tem ajudado pacientes que tiveram Acidente Vascular Cerebral (AVC) a se recuperarem mais rápido. Em sua tese de doutorado pela Faculdade de Medicina da USP, o médico Wu Tu Hsing estudou os efeitos da técnica chinesa na diminuição de sequelas decorrentes do AVC e obteve resultados animadores. "Cerca de 20% dos movimentos corporais, em sequelas parcialmente crônicas, retornam quando o paciente faz o tratamento com craniopuntura", afirma Hsing. A prática também melhora as funções motoras e o equilíbrio. O método utilizado, chamado escalpeano, consiste na colocação de agulhas em pontos do couro cabeludo.

O FIM DAS LOMBALGIAS

A acupuntura já está sendo usada pela saúde pública como tratamento complementar para a redução de dores e inflamações nas costas. É o caso da cidade de Campo Verde (MT), onde o grande número de queixas de dor na coluna em Unidades Básicas de Saúde Fluviais (UBSF) levou à criação de um Grupo de Lombalgia especializado na técnica chinesa. Os resultados foram imediatos e o uso das agulhas na Atenção Básica ainda reduziu o número de encaminhamentos de média complexidade.

A ciência também já comprovou essa eficácia. Em 2007, médicos da Universidade de Regensburg, na Alemanha, conduziram um estudo com mais de mil pacientes que tinham idade média de 50 anos e dor lombar crônica. O grupo que se submeteu a sessões periódicas de acupuntura apresentou um benefício bem maior em comparação com o que recebeu o tratamento convencional, à base de medicamentos. O trabalho foi publicado na respeitada revista *Archives of Internal Medicine*, editada nos Estados Unidos.

Segundo o acupunturista Mário Cabral, é o desequilíbrio que causa as contraturas musculares e faz aparecer desvios e lesões na coluna, que vão causar dor. E é aí que entram as agulhas. Além de agir no local para reduzir dores e inflamações, elas contribuem para fortalecer o funcionamento da fisiologia corporal como um todo, ativando os pontos relacionados ao sistema *shin* (rins), que controla também a região lombar.

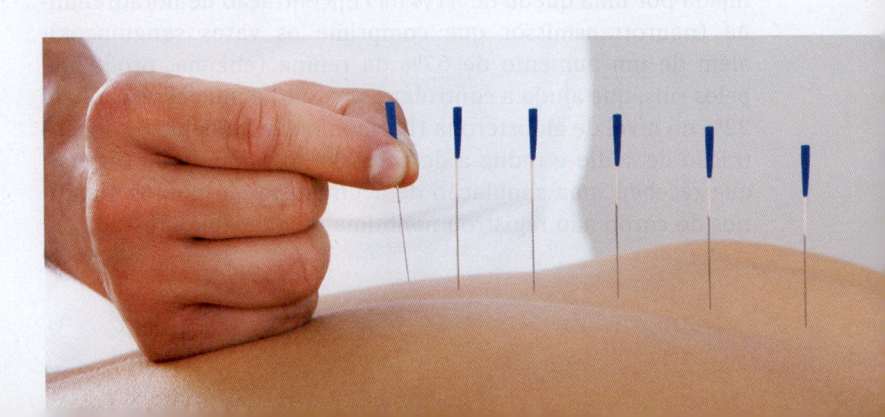

Craniopuntura ajuda pacientes que tiveram AVC a recuperar o equilíbrio e cerca de 20% dos movimentos

AUXÍLIO EXTRA NA HORA DO PARTO

Além de atenuar dores de cabeça e nas costas, comuns durante a gravidez, a Medicina Tradicional Chinesa ajuda gestantes a sofrerem menos na hora do parto. Suas técnicas chegaram, inclusive, ao Centro de Atenção Integral à Saúde da Mulher (Caism) da Universidade Estadual de Campinas (Unicamp). A obstetra Roxana Knobel, por exemplo, estudou a utilização da acupuntura para aliviar a dor durante o processo de dilatação que antecede o parto. As mulheres do grupo placebo tiveram de receber três vezes mais drogas analgésicas e/ou tranquilizantes do que as tratadas com agulhas. Também foi registrado o dobro de cesáreas no grupo que não utilizou a técnica chinesa, devido à intensidade da dor. E o método ainda se mostrou bastante confiável devido à ausência de efeitos colaterais para mães e bebês. Segundo o médico Alcio Luiz Gomes, além de amenizar as dores, a acupuntura facilita o relaxamento do colo, favorece a expulsão placentária na hora do nascimento e estimula a produção de leite na fase de amamentação.

BYE BYE, DOR DE CABEÇA!

Um estudo publicado na revista americana *Archives of Internal Medicine* revela a eficácia da MTC em casos de cefaleia crônica. O método aplicado, no entanto, varia conforme a necessidade de cada paciente. "Em uma sessão de acupuntura para dor de cabeça crônica, os pontos estimulados dependem do tipo de dor, da sua localização (frontal, temporal ou parietal) e das características da pessoa", explica Dirceu Sales, presidente do Colégio Médico Brasileiro de Acupuntura (CMBA).

De um modo geral, a inserção das agulhas melhora o aporte de neurotransmissores, como a serotonina e a noradrenalina, em áreas específicas do sistema nervoso central, além de minimizar as inflamações, melhorar a vasodilatação e diminuir a tensão muscular nas regiões da cabeça e do pescoço.

Fora isso, pesquisadores da Universidade de Duisberg-Essen, na Alemanha, concluíram que a acupuntura é tão eficaz quanto os remédios para dor de cabeça, funcionando como uma alternativa natural para o uso excessivo de medicamentos. Eles trataram cerca de 900 pacientes, divididos em três grupos, durante seis semanas, e constataram que 40% dos que tomaram remédio e 47% dos que receberam a aplicação de agulhas tiveram seus episódios de enxaqueca reduzidos pela metade.

Para tratar o problema, uma a duas sessões semanais, com duração de 30 a 50 minutos, são suficientes. Segundo a médica acupunturista Márcia Lika Yamamura, em um mês o paciente já começa a sentir os resultados.

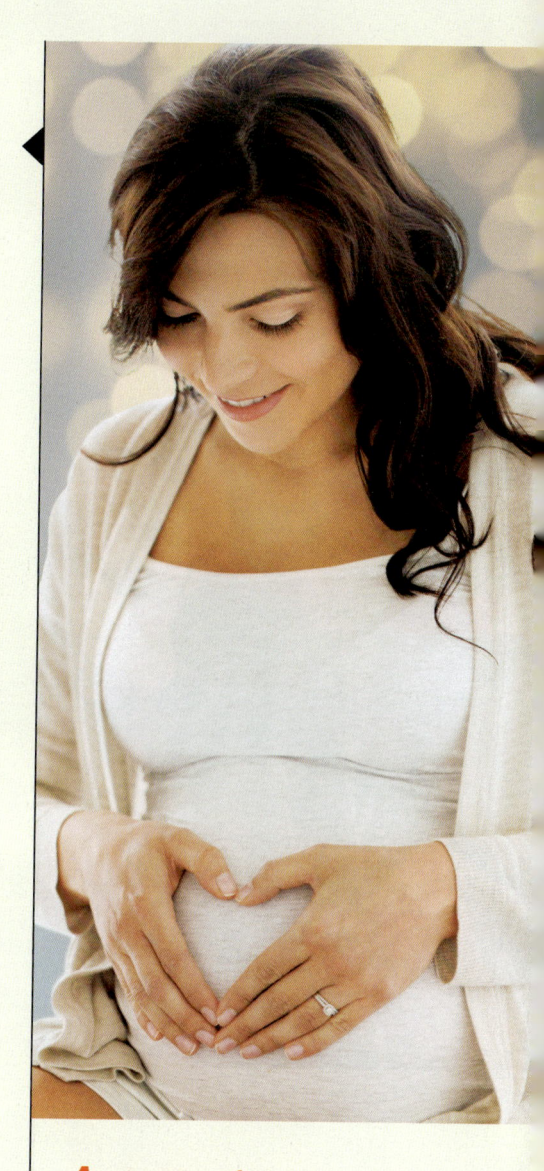

Acupuntura diminui a necessidade de analgésicos em gestantes e reduz pela metade o número de cesáreas

CAPÍTULO 2
TRATAMENTO NATURAL CONTRA DOENÇAS

FERTILIDADE EM ALTA

Pesquisadores da Universidade de Maryland (EUA) e da VU University (Holanda) desenvolveram um trabalho científico para verificar se a acupuntura pode ter efeito sobre a fertilidade feminina. Eles se basearam em sete outros estudos realizados desde 2002 com 1.366 mulheres que tentavam engravidar por meio de Fertilização In Vitro (FIV) — método pelo qual o óvulo é fertilizado em laboratório para depois ser implantado no útero. O resultado foi surpreendente: as pacientes que se submeteram à aplicação das agulhas chinesas apresentaram uma chance 65% maior de engravidar. O método foi aplicado até um dia depois de o embrião ser implantado no útero. Os especialistas acreditam que a principal contribuição da acupuntura para o sucesso dos tratamentos de fertilização seja o alívio do estresse gerado por esse processo nas futuras mamães.

COMBO CHINÊS PARA CISTOS OVARIANOS

De acordo com a Medicina Tradicional Chinesa, a formação de cistos nos ovários é decorrente de um acúmulo de energia. Para dissipá-la, é necessário aliar a prática de atividades físicas — como *Qi Gong*, *Zhan Zhuang*, *Ba Duan Jin*, *Lian Gong* ou o próprio *Tai Chi Chuan* (leia mais nas páginas 60 a 65) — a sessões de acupuntura, pois essa dobradinha ajuda a reduzir a atividade do nervo simpático feminino. Em um estudo feito com 20 mulheres na Universidade de Gotemburgo, na Suécia, especialistas notaram que os exercícios não tinham efeito nos ciclos menstruais irregulares ou inexistentes, que caracterizam a condição. Porém, eles ressaltaram que houve uma redução no peso e no Índice de Massa Corpórea (IMC) que ajudava a reduzir a atividade dos nervos simpáticos. "A medicina chinesa entende e trata ovários policísticos como um acúmulo de energia na região abdominal, e age regulando o ciclo menstrual. Mas a melhor forma de tratar a doença é consultar um ginecologista", explica a fisioterapeuta Tatiana Leme.

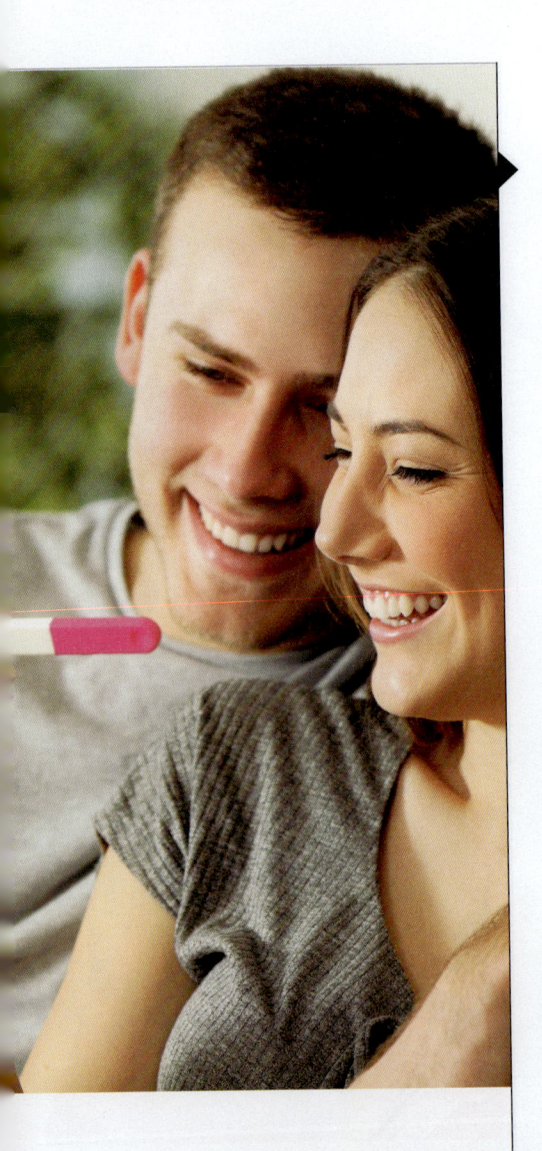

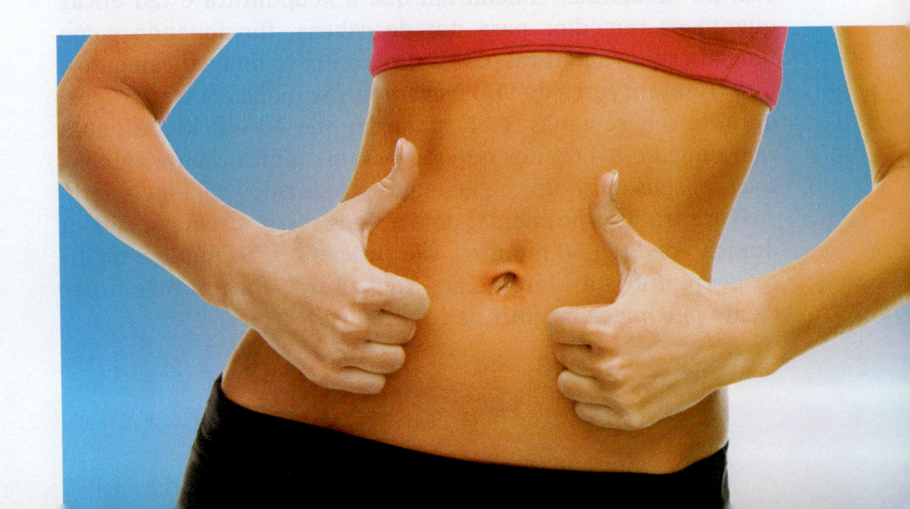

> **Para a Medicina Tradicional Chinesa, ovários policísticos são o resultado de um acúmulo de energia na região abdominal**

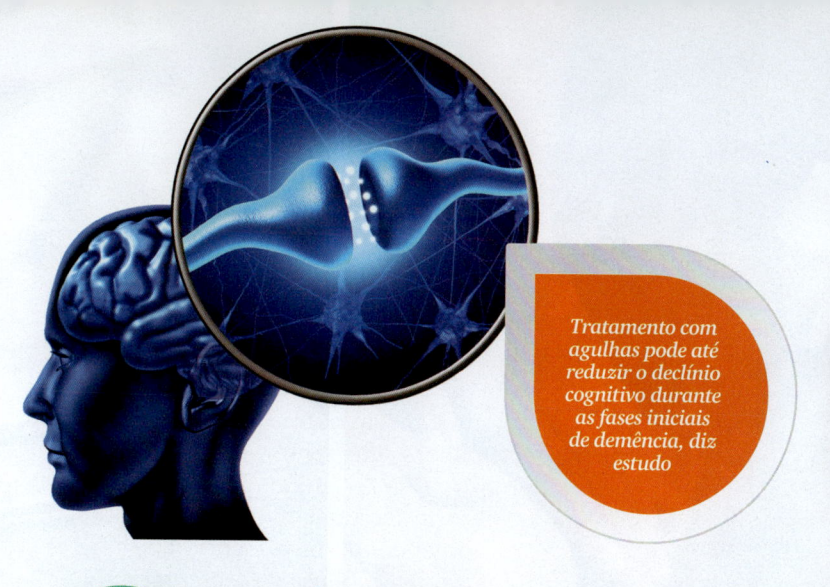

Tratamento com agulhas pode até reduzir o declínio cognitivo durante as fases iniciais de demência, diz estudo

MEMÓRIA EM DIA

Agulhadas nos pontos certos ajudam a preservar a memória na velhice. De acordo com um estudo publicado na revista científica *BMJ Acupuncture in Medicine*, o tratamento pode até reduzir o declínio cognitivo durante as fases iniciais de demência. É o que concluíram os pesquisadores da Universidade Wuhan, na China, que revisaram cinco estudos já publicados sobre o assunto. Todos os 568 participantes tinham comprometimento cognitivo leve (CCL), condição caracterizada pelo declínio da memória e de outras funções, mas o grupo que fez acupuntura apresentou uma pontuação 10% maior em testes de cognição do que os pacientes que foram submetidos somente ao tratamento convencional com remédios. Segundo os autores, os resultados são ainda mais expressivos quando se alia a técnica chinesa aos medicamentos. Para tanto, é importante que as agulhas sejam aplicadas três vezes por semana durante, no mínimo, dois meses.

TAI CHI CHUAN: UM GRANDE ALIADO NA TERCEIRA IDADE

A mente também é favorecida pela prática do *Tai Chi Chuan*. O aumento da consciência corporal evolui no praticante, devido à constante exigência de atenção e concentração. Além disso, não há contraindicações de idade para a prática, mas qualquer um que quiser se exercitar deve estar liberado para atividades físicas. Outra recomendação que geralmente é feita pelos professores é a solicitação de uma anamnese, ou seja, uma conversa entre mestre e aluno, para orientá-lo em cuidados especiais quando for necessário. "Uma série de pesquisas científicas comprova que a prática regular do *Tai Chi Chuan* fortalece os idosos a ponto de prevenir quedas, tão perigosas nessa faixa etária. E os exercícios são todos realizados lentamente, oferecendo ao praticante a possibilidade de reconhecer seus limites e superá-los aos poucos, evitando lesões de qualquer tipo", ressalta a professora Angela Soci, da Sociedade Brasileira de *Tai Chi Chuan*.

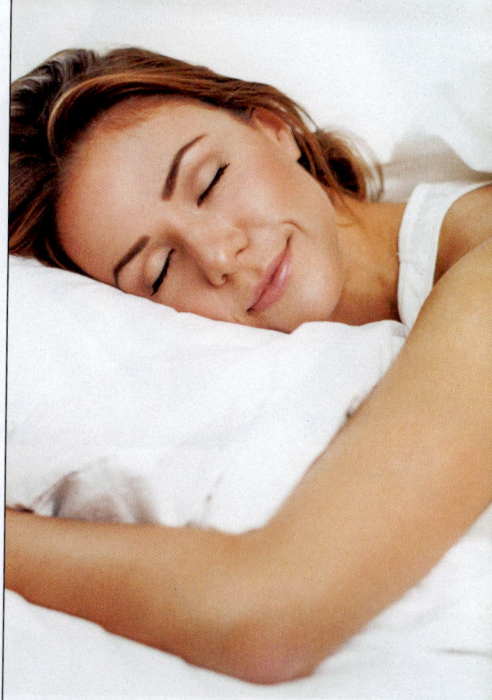

APNEIA NUNCA MAIS

A acupuntura está revolucionando o tratamento da apneia — interrupções do sono por paradas respiratórias frequentes, que nos casos mais graves podem chegar a 100 eventos por hora. A médica Anaflávia de Oliveira Freire, especialista em acupuntura e medicina chinesa pela Universidade Federal de São Paulo (Unifesp), estudou a apneia e já tratou cerca de 100 pacientes. Ela garante: "Houve melhora de 80% em quem recebeu o tratamento, e mais de 50% dos não obesos com apneia moderada ou pouco grave melhoraram". A acupuntura trata o ronco estimulando as musculaturas da garganta, da face, do queixo e de determinados pontos do abdome. A quantidade de sessões para esse tipo de tratamento varia de acordo com a gravidade do caso, mas a recomendação geral é de dez sessões iniciais.

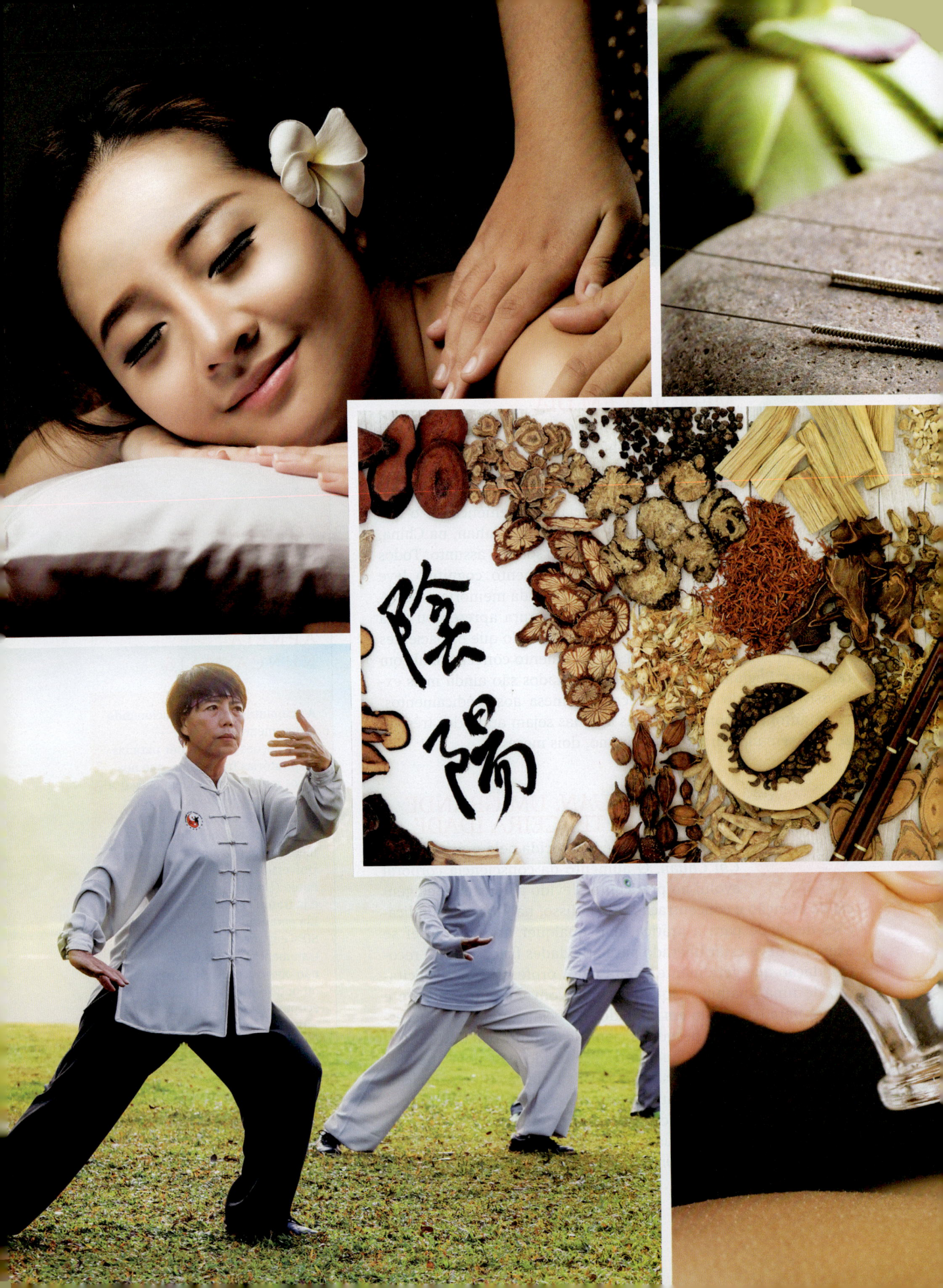

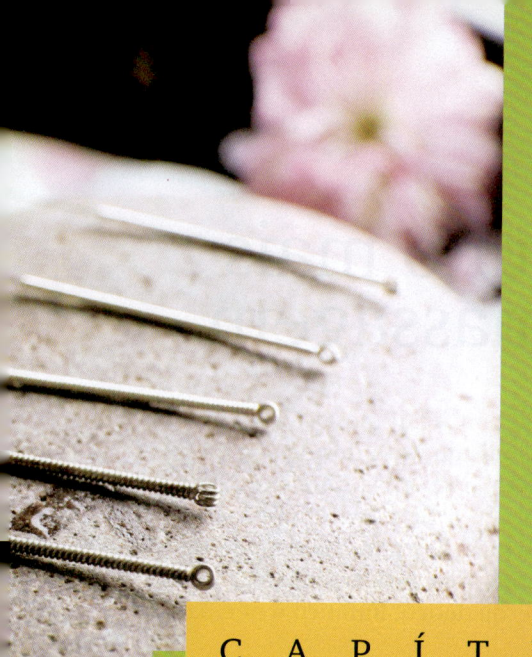

CAPÍTULO 3

QUAL O MELHOR MÉTODO *para você?*

Tui Na, fitoterapia, acupuntura, cupping, moxabustão, Qi Gong, Tai Chi Chuan... Conheça os principais pilares da Medicina Tradicional Chinesa, suas respectivas técnicas e finalidades

CAPÍTULO 3
QUAL O MELHOR
MÉTODO PARA VOCÊ?

MASSOTERAPIA

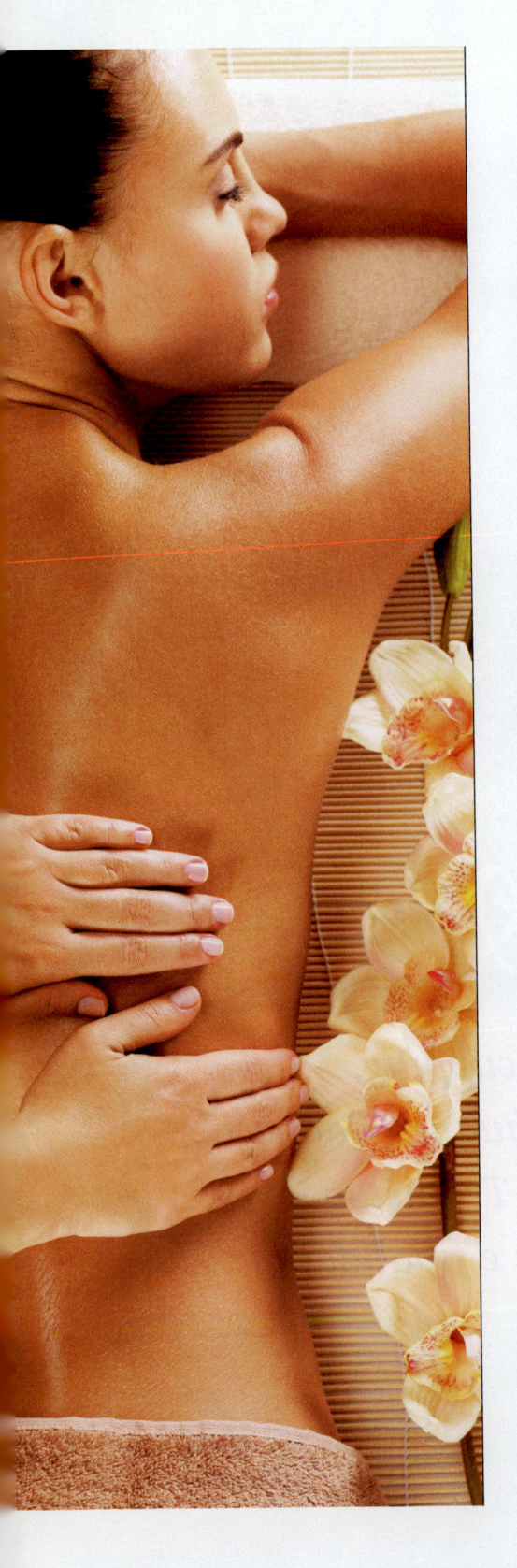

Tui Na: muito mais que uma massagem

Embora seja ainda pouco conhecida no Ocidente, a *Tui Na* é uma das matérias mais importantes dentro da Medicina Tradicional Chinesa, e um dos primeiros recursos a serem tomados para equilibrar o fluxo da energia *Qi* nos meridianos do paciente. Muito mais que uma massagem, a técnica usa movimentos de massoterapia para estimular ou sedar pontos dos sistemas musculoesquelético, linfático e nervoso.

Todo esse processo é capaz de ajudar na prevenção e até na cura de diversos problemas de saúde, tais como estiramento lombar, artrite reumatoide, hipertensão, úlcera duodenal, diabetes, entre outros. Crianças também são bastante beneficiadas pela prática, pois a *Tui Na* tem o poder de reforçar a imunidade infantil, tornando-as menos suscetíveis a resfriados, febres, distúrbios gastrointestinais (diarreia, vômito, constipação) e infecções no trato respiratório.

A palavra *Tui Na* vem dos termos chineses *Tui* (que significa 'empurrar') e *Na* (traduzido como 'agarrar' ou 'pegar'). "Atualmente, esse nome é entendido simplesmente como sinônimo de massagem em toda a China. A primeira denominação, no entanto, foi *An Shao*. Depois, passou para *Ma Sha*", conta Edgar Cantelli Gaspar, terapeuta e professor de Medicina Tradicional Chinesa. Quando esse conjunto de técnicas migrou para o Oriente Médio, mais precisamente onde hoje é o Irã, é que esse nome chinês ganhou o 'rótulo' ocidental de 'massagem'. "Posteriormente, o nome passou para *An Mo*, até finalmente denominar-se *Tui Na*", acrescenta Gaspar.

O profissional explica que a *Tui Na* surgiu por conta de um impulso primitivo do ser humano, que sente a necessidade de tocar as regiões de seu corpo que doem ou apresentam desconforto. "Os chineses foram descobrindo e aprimorando empiricamente os estímulos que são mais eficazes para cada tipo de disfunção. Essas descobertas vão desde friccionar rapidamente uma região que se bateu levemente, evitando a formação de um bloqueio circulatório, até estímulos bastante sofisticados, que podem gerar tonificações ou dispersões nos pontos energéticos do corpo, repercutindo na fisiologia dos órgãos e das vísceras", afirma Gaspar.

Técnica vai desde friccionar uma batida até estímulos sofisticados nos canais de energia

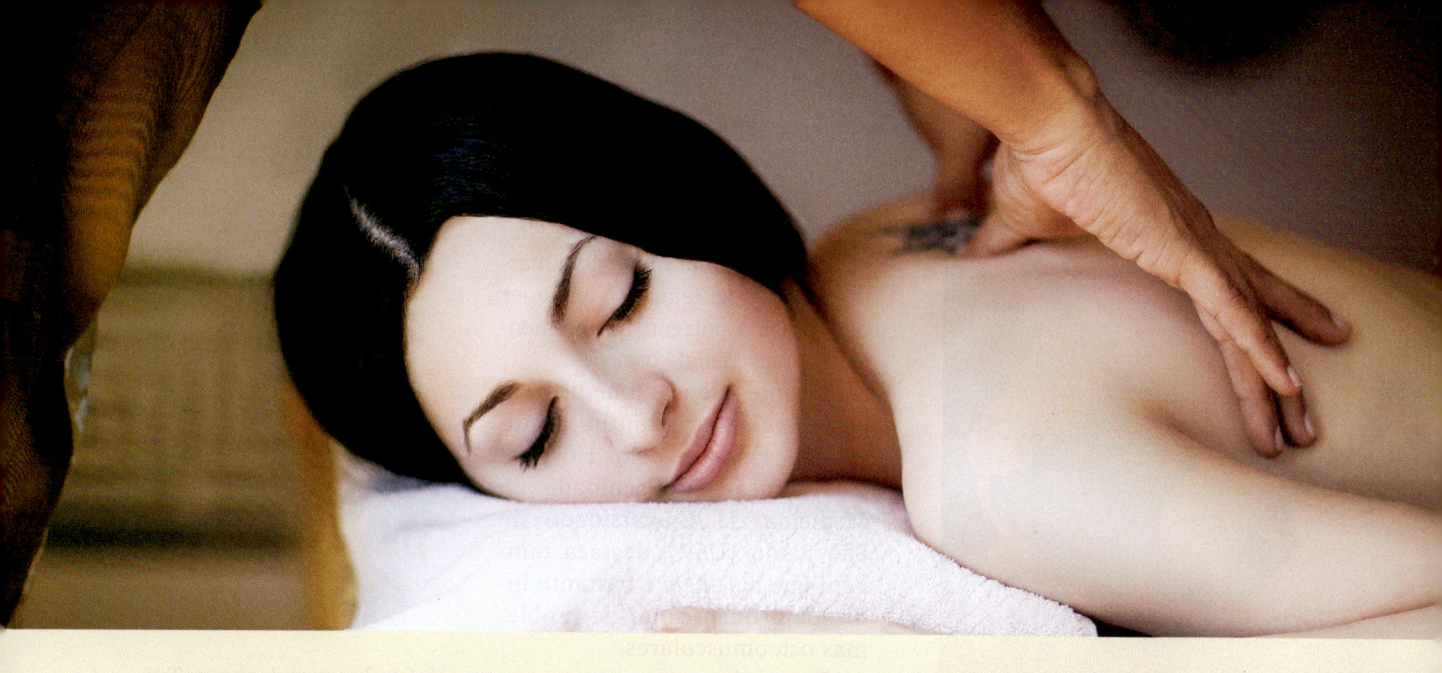

MÃOS: O ÚNICO INSTRUMENTO

A simplicidade é um dos grandes trunfos da *Tui Na*, pois esse método exige menos recursos de aplicação quando comparado a outras ferramentas terapêuticas da Medicina Tradicional Chinesa, como moxabustão, *cupping* ou acupuntura. "Basta ter uma pessoa enferma e um especialista para que o tratamento seja realizado. Na acupuntura, por outro lado, precisaríamos também de algum tipo de agulha", exemplifica Gaspar. "Dessa forma, os sábios chineses valorizavam a propagação dos conhecimentos da massagem para auxiliar na cura e na prevenção de doenças em toda a população."

Segundo Gaspar, essa técnica massoterapêutica é indicada para tratar diversos sintomas, desde um resfriado ou queixa ortopédica até problemas crônicos, como cefaleia e insônia. "É importante ressaltar que, por seguir a lógica da medicina chinesa, não existe um tratamento protocolar para nenhuma questão. Para todos os casos, é necessário um diagnóstico profundo e profissional que estabeleça efetivamente se a *Tui Na* é indicada e como irá tratar o problema da pessoa", destaca.

FOCO EM PONTOS REFLEXOS

Como a medicina chinesa considera que todos os órgãos são representados por pontos específicos espalhados pelo nosso corpo, os estímulos da *Tui Na* para reequilibrar a energia não devem ser feitos direto no local do incômodo, mas sim nas regiões que o representam. Para combater enjoo, azia e má digestão, por exemplo, o terapeuta naturalista Alberto Fiaschitello sugere uma sequência de automassagem que consiste em tocar pontos localizados nos membros superiores e inferiores, combinando-os com movimentos na região abdominal.

O terapeuta aponta que, de forma geral, os pontos devem ser estimulados bilateralmente, em ambos os membros e nas duas metades do corpo. "O tempo médio de estímulo é de dois minutos em cada ponto. Procure começar sempre pelo lado

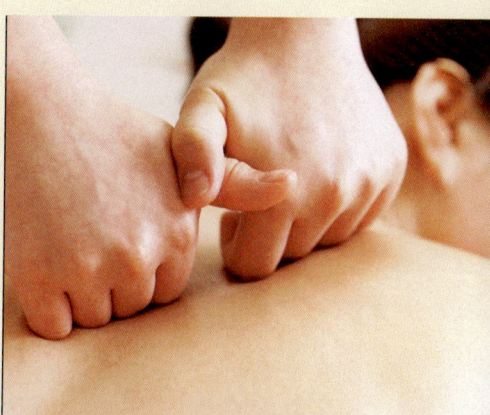

NÃO CONFUNDA COM *DO-IN*

Apesar de ser uma técnica japonesa, o *Do-in* apresenta algumas características que podem ser relacionadas a recursos da Medicina Tradicional Chinesa. Essa massagem ameniza desconfortos físicos, melhora problemas emocionais e previne doenças, além de não ter contraindicações. Assim como a *Tui Na*, o *Do-in* deve ser estudado pelo paciente antes da autoaplicação. Depois de saber como a técnica funciona, a pessoa pode estimular diversos meridianos do corpo para diminuir desconfortos do dia a dia, como dores de cabeça, rinite, resfriados, sinusite, prisão de ventre e inchaço.

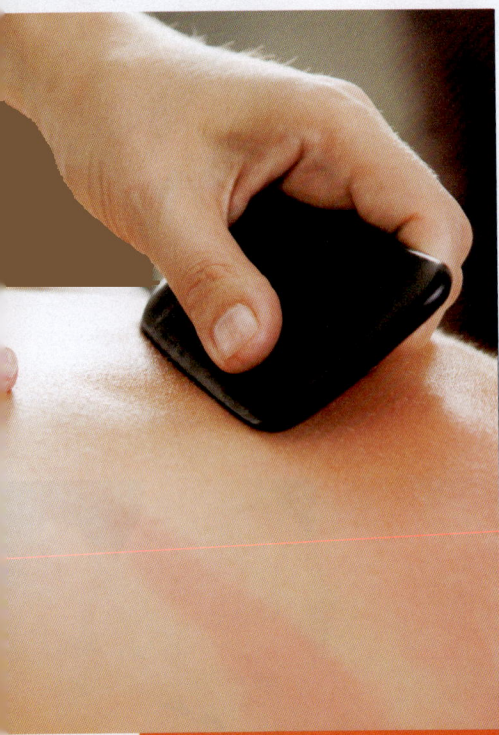

CAPÍTULO 3
QUAL O MELHOR MÉTODO PARA VOCÊ?

MASSOTERAPIA

esquerdo do corpo", aconselha Fiaschitello, lembrando que a massagem pode ser feita com qualquer dedo, mas o polegar, normalmente, é o mais fácil de usar.

Vicente Alencar, médico especialista em acupuntura e fitoterapia chinesa pelo Hospital das Clínicas da Faculdade de Medicina da Universidade de São Paulo (USP), destaca também que a *Tui Na* é bastante indicada a quem sofre de problemas osteomusculares.

Para evitar traumas, entretanto, é fundamental que a *Tui Na* seja aplicada com muito cuidado em idosos e indivíduos que sofrem de osteoporose. "Além disso, pessoas com pouco condicionamento físico devem receber uma massagem mais suave", completa Alencar, que também é membro do Lohan Cultural Center, representante oficial do Templo Shaolin no Brasil e integrante da equipe multidisciplinar do Núcleo de Bem-estar e Terapias Integrativas do BP Mirante.

> *Para evitar traumas, a Tui Na deve ser aplicada suavemente em idosos e pessoas com osteoporose*

> *Estímulos não devem ser feitos direto no local do incômodo, mas em pontos reflexos, como é o caso dos pés*

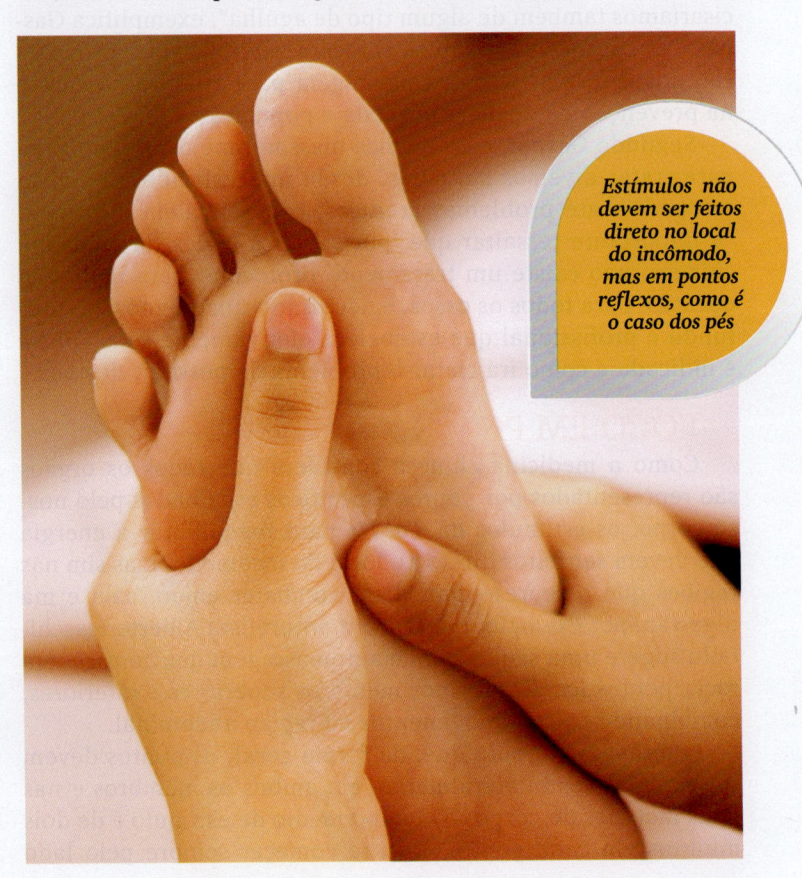

GUA SHA: FRICÇÃO QUE ALIVIA DORES

O termo *'Gua'* pode ser traduzido para algo como raspar ou esfregar. Já *'Sha'* faz referência à "energia perversa" do corpo. Traduzindo, a técnica *Gua Sha* busca aliviar sintomas e restabelecer a saúde por meio da fricção, geralmente feita com uma espátula de chifre ou pedra de jade. O método é indicado principalmente para o tratamento de problemas na pele, nos músculos e nos tendões. Também é uma boa opção para ativar a circulação sanguínea, já que consegue remover bloqueios de energia. Em tempo, apesar de deixar marcas vermelhas pelo corpo com tanto esfrega-esfrega, a *Gua Sha* não machuca o paciente ou danifica a pele, desde que seja aplicada por especialistas.

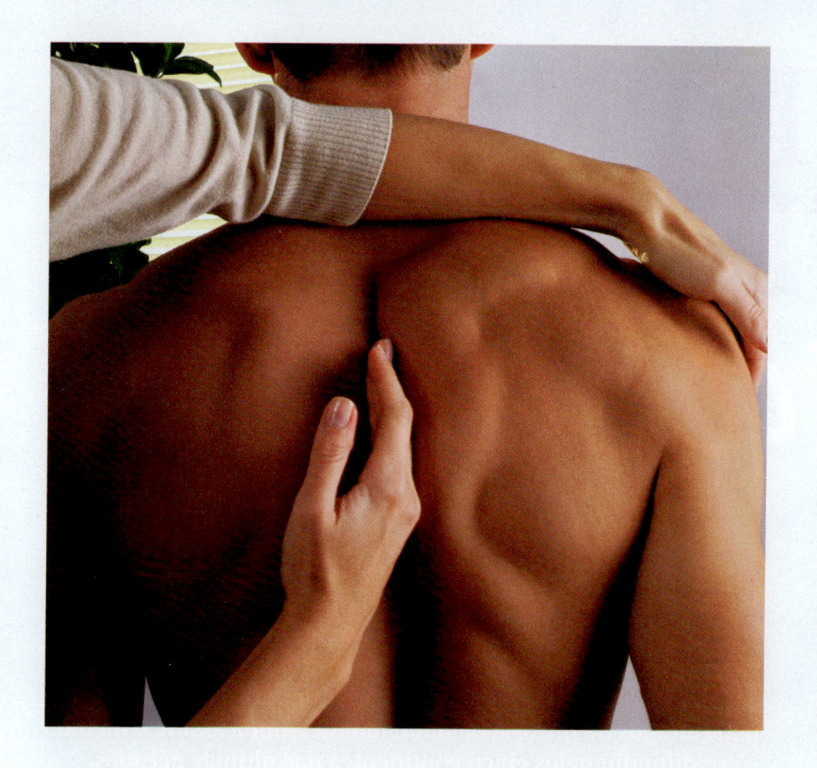

OSTEOPATIA CHINESA E REFLEXOLOGIA

Considerada por muitos especialistas como uma espécie de elixir da longevidade, a *Tui Na* é muitas vezes confundida com outros recursos terapêuticos, como a osteopatia e a reflexologia. Mas há diferenças relevantes entre os métodos. "O termo 'osteopatia chinesa' refere-se a técnicas específicas da *Tui Na*, que envolvem a manipulação de ossos e articulações para corrigir pequenas luxações", explica Alencar. O professor de MTC Edgar Cantelli Gaspar acrescenta: "Embora se assemelhe a alguns conceitos da osteopatia, que foi criada pelo médico norte-americano Andrew Taylor Still durante a guerra civil dos Estados Unidos no final do século XIX, a *Tui Na* pertence à medicina chinesa e todos os seus princípios — diagnósticos e terapêuticos — têm como base o entendimento completo do ser humano e da sua relação com a natureza".

Assim como ocorre com a osteopatia, a reflexologia também pode ser considerada um braço da *Tui Na*, embora essa prática manual tenha sido melhor desenvolvida nos Estados Unidos e na França. Segundo Alencar, a técnica que explora os pontos reflexos dos pés e das mãos foi criada com base em experiências clínicas e inspirada tanto em preceitos da Medicina Tradicional Chinesa quanto nos chamados dermátomos desenvolvidos pela neurologia (áreas da pele que são inervadas por fibras que se originam de um único gânglio nervoso dorsal). De qualquer forma, a reflexologia chinesa faz parte do campo de estudo da massoterapia *Tui Na*. "Um bom curso de formação em *Tui Na* já engloba essa ferramenta", completa Gaspar.

AUTOMASSAGEM PASSO A PASSO

A Tui Na é bastante indicada a pessoas que apostam nas automassagens. "No entanto, para saber como, onde, quando e o tempo de duração, é necessária a orientação de um profissional formado em uma boa escola, pois todos os estímulos são indicados após o diagnóstico, que deve ser feito de acordo com os conhecimentos da medicina chinesa", diz Gaspar. Confira a seguir alguns sintomas do dia a dia que podem ser aliviados por meio da autoaplicação:

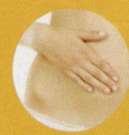

ALÍVIO PARA A MÁ DIGESTÃO

Quem sofre com digestão lenta e formação de gases após as refeições pode amenizar o problema rapidamente. Basta fazer deslizamentos circulares com a palma da mão e os dedos, no sentido horário, ao redor do umbigo. O movimento deve ser feito durante 1 minuto.

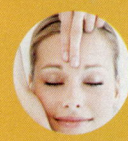

ANSIEDADE SOB CONTROLE

Algumas técnicas de *Tui Na* ajudam a acalmar mentes inquietas. Para tanto, posicione um dedo sobre o ponto entre as sobrancelhas e deslize-o até o topo da cabeça. Repita o processo durante 1 minuto.

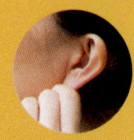

PARA MANTER O CORPO AQUECIDO

Em dias frios, é possível usar a *Tui Na* para aquecer o corpo e diminuir desconfortos causados pelas baixas temperaturas. Primeiro, pegue as orelhas com os dedos das mãos. Depois, é preciso friccioná-las e puxá-las gentilmente, mas de maneira rápida, para baixo, até sentir o calor se espalhar pelo corpo.

CAPÍTULO 3
QUAL O MELHOR
MÉTODO PARA VOCÊ?

ACUPUNTURA

ALÍVIO NA PONTA DAS *agulhas*

Considerada uma das técnicas mais conhecidas da Medicina Tradicional Chinesa, a acupuntura é usada há pelo menos 5 mil anos para anestesiar, prevenir e tratar problemas físicos e emocionais

Ninguém sabe ao certo como surgiu a acupuntura. Evidências arqueológicas apontam apenas que a prática de inserir agulhas em pontos específicos do corpo para o alívio e tratamento dos mais variados sintomas nasceu na China entre 8.000 e 3.000 a.C., o que a torna um dos sistemas de cura mais antigos da história da humanidade. Ainda assim, o método só se difundiu pelos cinco continentes nas últimas décadas.

Nos Estados Unidos, a técnica passou a ser levada a sério a partir dos anos 1970, quando o ansioso presidente Richard Nixon voltou de uma viagem pela China maravilhado com a eficácia da terapia com agulhas. Resultado? Em 1979, a Organização Mundial da Saúde passou a recomendar a acupuntura, e pesquisas recentes revelam que até 20% da população norte-americana já se utilizou deste conhecimento chinês para tratar algum tipo de patologia durante a vida.

No Brasil, alguns imigrantes orientais praticavam a técnica no início do século passado, em colônias japonesas, mas esse conhecimento só chegou aos profissionais de saúde em 1958, quando o fisioterapeuta e massoterapeuta Frederido Spaeth lançou o primeiro curso de Formação em Acupuntura. Em 1995, o Conselho Federal de Medicina (CFM) e a Associação Médica Brasileira (AMB) passaram a reconhecer o método como uma especialidade médica.

Hoje, o tratamento é oferecido inclusive a pacientes do Sistema Único de Saúde (SUS) e tem atraído o interesse de um número cada vez maior de pessoas mundo afora. A socialite Kim Kardashian, por exemplo, já postou uma foto em seu Instagram com o rosto cheio de agulhas. De acordo com ela, a acupuntura garantiu o controle do estresse durante a gestação de sua primeira filha, North West. A atriz Kate Winslet também recorreu às agulhas durante a gravidez, mas como método de indução ao parto natural. Já Julianne Moore viu na técnica uma aliada contra a insônia após uma perda importante na família. Mas o que a acupuntura faz com o nosso organismo para trazer tantos benefícios? Veja as respostas a seguir.

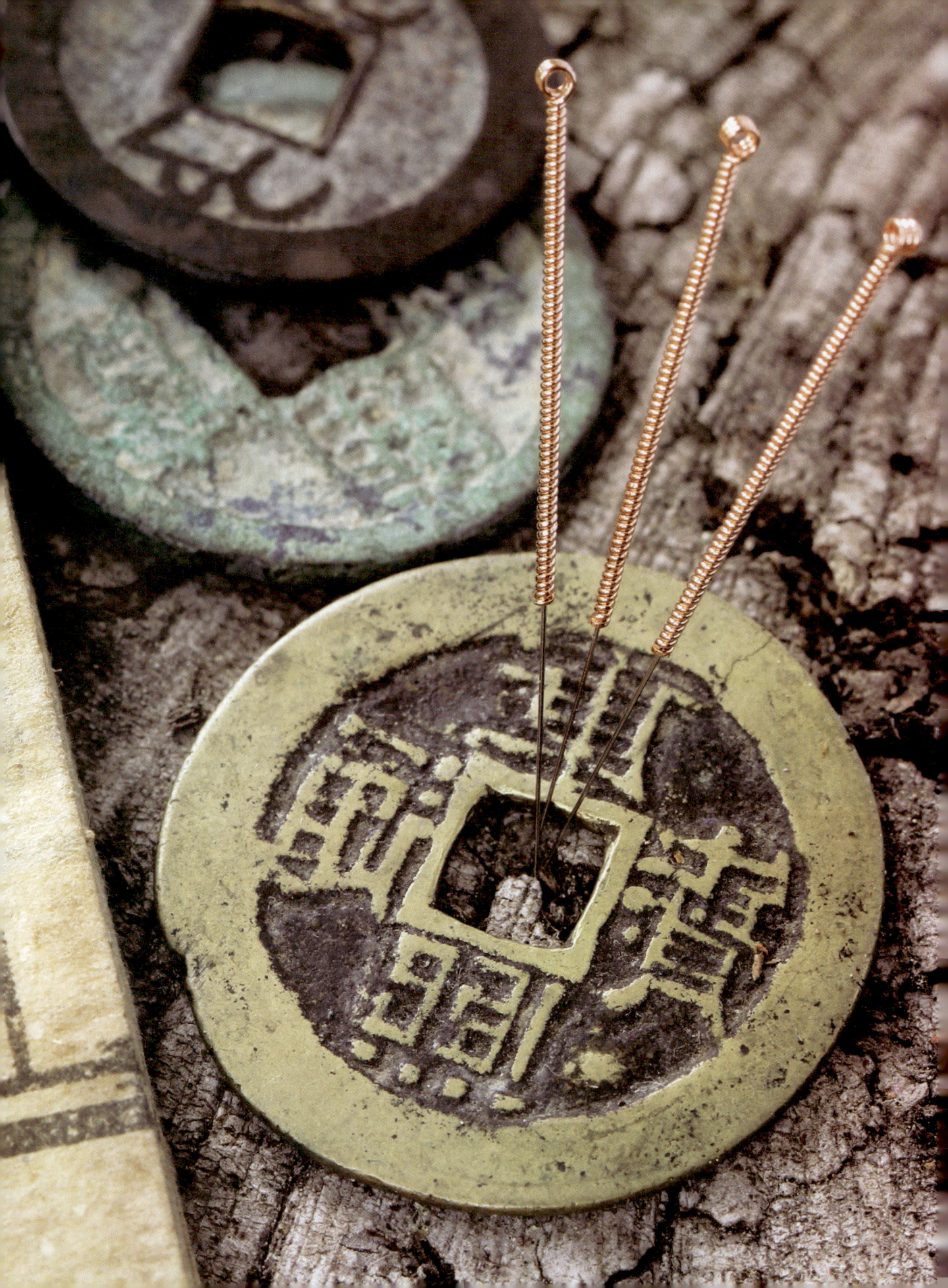

CAPÍTULO 3
QUAL O MELHOR
MÉTODO PARA VOCÊ?

ACUPUNTURA

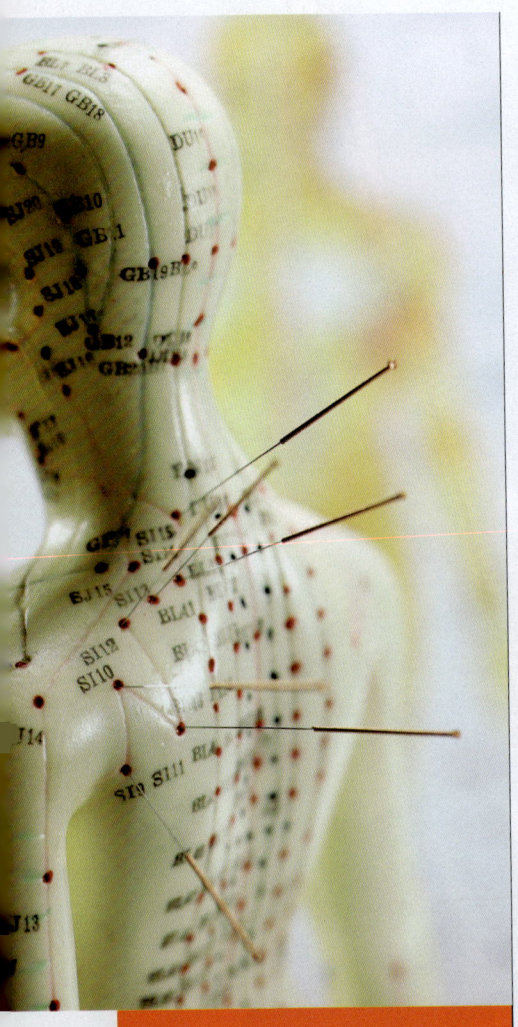

Os mecanismos da técnica

A explicação para a eficácia da acupuntura está no sistema nervoso central. O médico Dirceu de Lavôr Sales, presidente do Colégio Médico Brasileiro de Acupuntura (CMBA), explica que, quando um ponto é estimulado, uma espécie de mensagem é enviada pelos nervos periféricos até a medula e o cérebro. Essa ação provoca a liberação de substâncias químicas conhecidas como neurotransmissores, desencadeando uma série de efeitos importantes: analgésico, anti-inflamatório e relaxante muscular, além de ter uma função moduladora sobre as emoções e sobre os sistemas endócrino e imunológico.

O médico Alexandre Massao Yoshizumi, diretor do Colégio Médico Brasileiro de Acupuntura (CBMA) também ressalta que o uso de agulhas aumenta a liberação de endorfina no organismo, substância importante para o alívio da dor. "A acupuntura relaxa a musculatura, aumenta o fluxo de sangue e dessensibiliza as terminações nervosas, bloqueando o estímulo nervoso a níveis medular e cerebral. Isso faz com que o tratamento não aja só no alívio da dor, mas também tenha um caráter curativo", completa o diretor-científico do Colégio Médico de Acupuntura do Paraná (CMA-PR), o anestesiologista e acupuntor Arlindo Antonio Cerqueira e Silva, lembrando, ainda, que a terapia com agulhas tem efeito cumulativo. "Se feita constantemente, o sistema de defesa do paciente mantém-se ativado e o indivíduo permanece com o corpo e a mente saudáveis, com mais qualidade de vida."

COMO ESCOLHER O PROFISSIONAL?

Como ainda não existe uma legislação federal que regulamente a profissão de acupunturista no Brasil (atualmente tramita no Congresso Nacional o Projeto de Lei n.1549/2003), o Ministério da Saúde considera a prática multiprofissional. Mas há várias disputas judiciais entre entidades de classe pelo monopólio ou direito ao exercício.

O Colégio Médico Brasileiro de Acupuntura (CMBA) e o Conselho Federal de Medicina (CFM), por exemplo, defendem que a acupuntura seja exercida exclusivamente por médicos, veterinários e cirurgiões-dentistas. Os conselhos de outras categorias da área de saúde (como fisioterapeutas, fonoaudiólogos, psicólogos etc.), por outro lado, afirmam que seus profissionais também devem exercer a atividade livremente, desde que tenham feito cursos de aprimoramento na técnica.

Fato é que o estudo e a capacitação do profissional são de extrema importância para garantir que os pontos de acupuntura sejam estimulados da forma correta. É somente dessa maneira que a terapia

FINAS, FIRMES E DESCARTÁVEIS

Atualmente, as agulhas usadas durante as sessões de acupuntura são estéreis e descartáveis. Feitas de aço inoxidável e flexível, elas têm pontas que não cortam e são extremamente finas. Seu diâmetro pode variar de 0,20 a 0,30 milímetro, e o comprimento vai de 15 a 70 milímetros, características que fazem com que elas sejam até dez vezes mais finas que as agulhas de injeção utilizadas em procedimentos médicos.

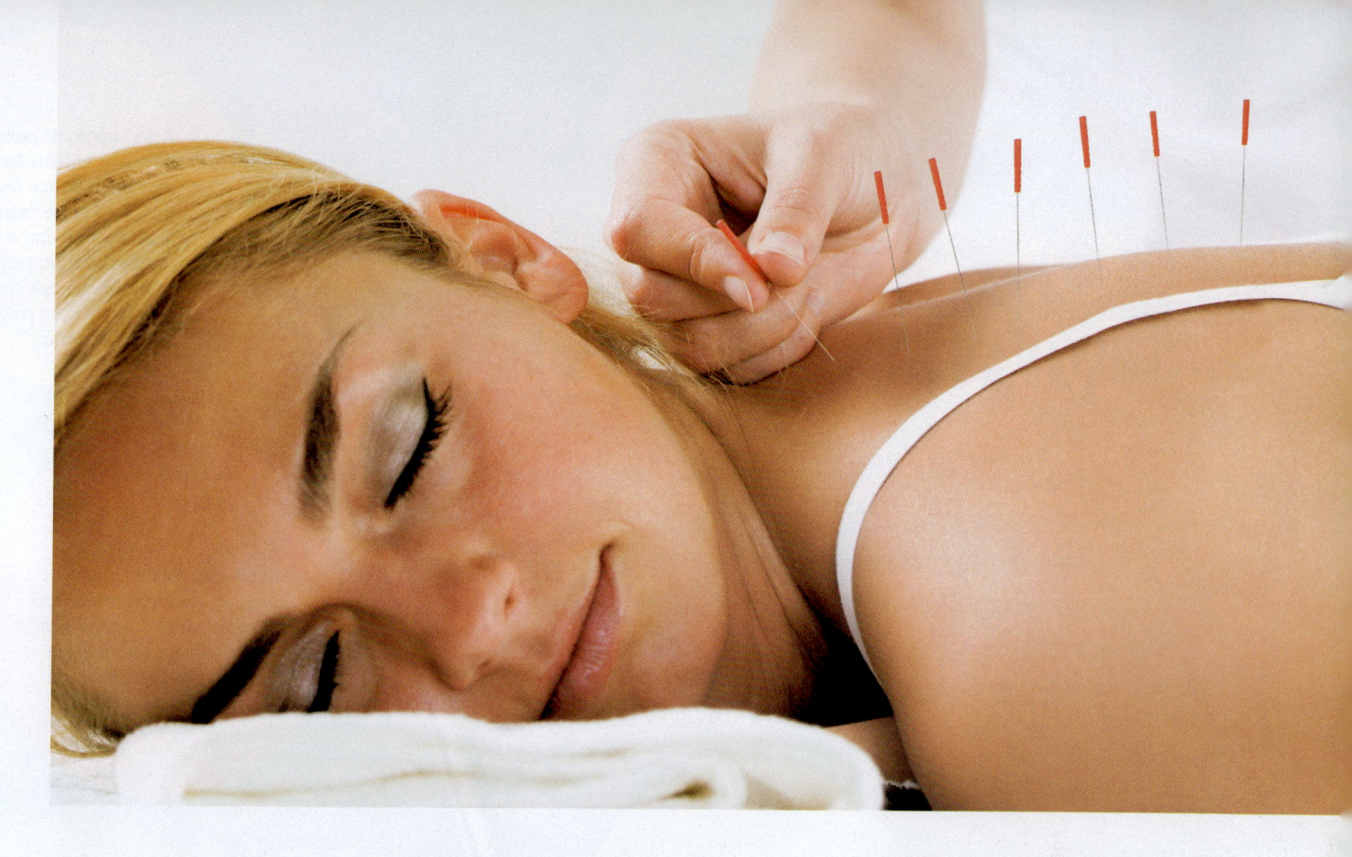

poderá trazer benefícios reais e sem efeitos colaterais graves. "O bom profissional acupunturista busca entender as causas das queixas e os sintomas que acometem o paciente, além de identificar como eles podem estar relacionados à melhor combinação de pontos", diz o diretor geral da Escola Brasileira de Medicina Chinesa (Ebramec), Reginaldo Filho, que não recomenda a autoaplicação por pessoas que não sejam devidamente treinadas para a prática chinesa.

EFEITOS COLATERAIS

Quando realizada por um profissional qualificado, a acupuntura praticamente não apresenta reações adversas. "Uma pesquisa científica feita na Inglaterra avaliou mais de 33 mil sessões e constatou que os efeitos colaterais são baixíssimos, algo em torno de 1,5% e 3%", destaca o médico especialista em acupuntura e dor Marcus Yu Bin Pai, da clínica Dr. Hong Jin Pai e Associados. Após a sessão, porém, o paciente pode apresentar pequenos hematomas devido à punção da pele durante a aplicação das agulhas. Essas manchas tendem a desaparecer sozinhas em questão de horas ou poucos dias — dependendo da tonalidade e do tipo de pele do paciente.

Pai reforça que boa parte dos pontos de acupuntura são indolores, tanto que o paciente pode nem notar a presença das agulhas após a penetração. Contudo, pode haver uma pequena dor local quando for necessária a estimulação de pontos mais profundos.

Pesquisa feita na Inglaterra constatou que as reações adversas da acupuntura são mínimas

QUEM NÃO DEVE FAZER COM AGULHAS

- **HEMOFÍLICOS:** Não devem se submeter à acupuntura tradicional, pois podem ter lesões musculares e o sangue não irá estancar.

- **SOROPOSITIVOS:** Se estiverem com baixa imunidade, os portadores do HIV devem evitar o método com agulhas para não ter seu estado agravado.

- **PESSOAS EM TRATAMENTO COM CORTICOIDES:** A acupuntura não é contraindicada nestes casos, mas pode ter seu efeito minimizado. Isso porque os corticoides são medicamentos que combatem inflamações. E é justamente a inflamação das pequenas lesões, provocada pelas agulhas, que ajuda a recuperar os órgãos doentes.

CAPÍTULO 3
QUAL O MELHOR MÉTODO PARA VOCÊ?

ACUPUNTURA

OS PERIGOS MAIS COMUNS

Embora não provoque dor, contribua para o bem-estar e praticamente não apresente efeitos colaterais, a acupuntura pode causar prejuízos à saúde caso as agulhas sejam aplicadas por um profissional sem o devido preparo. Confira os principais riscos:

PNEUMOTÓRAX
A perfuração do pulmão provoca essa enfermidade, que causa falta de ar e requer cirurgia. O procedimento é realizado para retirar o ar que fica acumulado entre o pulmão e a membrana que reveste internamente a parede do tórax.

DISSEMINAÇÃO DE DOENÇAS
Agulhadas em determinados locais podem espalhar doenças para outras partes do corpo. Com a perfuração do intestino, por exemplo, as bactérias deste órgão vão para o peritônio, infeccionando-o.

TAMPONAMENTO CARDÍACO
Com a perfuração do coração, o sangue fica preso entre este órgão e o tecido fibroso que o protege, chamado pericárdio. O coração para porque não consegue contrair e descontrair, o que pode levar à morte.

QUEIMADURA NA CARTILAGEM DA ORELHA
Se não for realizada por um profissional competente, a eletroacupuntura pode queimar a cartilagem da orelha, causando infecção e até necrose.

INFECÇÕES
Pessoas tratadas por acupunturistas que reaproveitam agulhas correm mais risco de ter infecções. As agulhas são contaminadas por bactérias que ficam na pele. Quando penetram novamente, o paciente contrai uma infecção, causada principalmente pela bactéria *estafilococo*, que destrói células dos ossos e do sangue. Se ficar localizada, a infecção também pode formar um abcesso, que deverá ser drenado cirurgicamente. O mesmo risco acontece com pacientes que levam as agulhas para casa e as reutilizam na próxima sessão. O ideal é que as agulhas sejam descartáveis.

LESÃO DOS NERVOS
As agulhas podem atingir vários nervos, que ficam inflamados e doloridos por cerca de 15 dias, mas depois eles se regeneram.

SÍNDROME COMPARTIMENTAL
Quando uma veia mais profunda é perfurada, principalmente na perna ou na mão, é possível que o sangue não coagule e fique parado em algum compartimento. Neste caso, é necessária a realização de uma cirurgia para a retirada do sangue estagnado.

EXPANSÃO DO CÂNCER
Agulhadas em um local onde há tumor fazem com que este se espalhe e atinja outras partes do corpo.

DESMAIO
A colocação das agulhas no pescoço, por exemplo, ou o medo do tratamento, pode ocasionar uma liberação do nervo vagal (localizado no tórax), provocando queda de pressão arterial e diminuição do batimento cardíaco. Essas alterações levam à falta de ar no cérebro, causando, além do desmaio, tontura e liberação esfincteriana (eliminação descontrolada de urina e fezes).

PERFURAÇÃO DE ÓRGÃOS
Se mal aplicadas, as agulhas podem perfurar o fígado ou o rim, causando hemorragias.

Muitos benefícios, poucas restrições

A Organização Mundial da Saúde (OMS) lista mais de 60 doenças para as quais a acupuntura é indicada. Já dentro da medicina chinesa, esse número sobe para 300. Os resultados mais expressivos aparecem em casos de problemas respiratórios, musculares, de pele, urológicos, ginecológicos, gastrointestinais, neurológicos e até emocionais. Pessoas que sofrem com tabagismo, alcoolismo e dependência química também têm na terapia uma grande aliada.

Além da atuação direta sobre as principais queixas dos pacientes, Reginaldo Filho explica que a acupuntura proporciona mais qualidade de vida. "Principalmente naquelas condições mais crônicas, nas quais o paciente já tentou diferentes abordagens terapêuticas sem o sucesso esperado", conta. Também é importante saber que não há restrição de idade para os pacientes. A acupuntura pode ser usada inclusive em recém-nascidos. Uma das terapias mais indicadas para bebês é a que combate complicações respiratórias, como a bronquite.

Já no caso de idosos, a acupuntura pode ser um meio de diminuir a quantidade de remédios de uso contínuo. Pelo mesmo motivo, a técnica é indicada também a mulheres grávidas e lactantes: "Deve ser a primeira escolha para o tratamento de diversos sintomas, inclusive da depressão pós-parto", destaca Filho. Só é fundamental que a gestante informe que está nesta condição ao médico, pois alguns pontos do organismo não devem ser estimulados por agulhas durante a gravidez, a fim de evitar desconfortos e até mesmo um aborto. "Há uma exceção quanto à técnica com agulhas, pois ela não deve ser usada por pessoas que apresentem alterações na coagulação sanguínea. Já doenças crônicas em fase avançada devem ser avaliadas com cuidado no aspecto risco/benefício", informa a médica Gislaine Cristina Abe, especialista em acupuntura e responsável pelo ambulatório de Medicina Tradicional Chinesa do Setor de Investigação de Doenças Neuromusculares da Universidade Federal de São Paulo (Unifesp).

Por fim, é importante evitar áreas na pele com qualquer tipo de infecção ativa. Confira a seguir algumas vertentes da acupuntura que exploram microssistemas do organismo ou utilizam recursos para potencializar o estímulo dos pontos de energia nos meridianos.

Agulhas podem ser aplicadas inclusive em bebês, gestantes e idosos

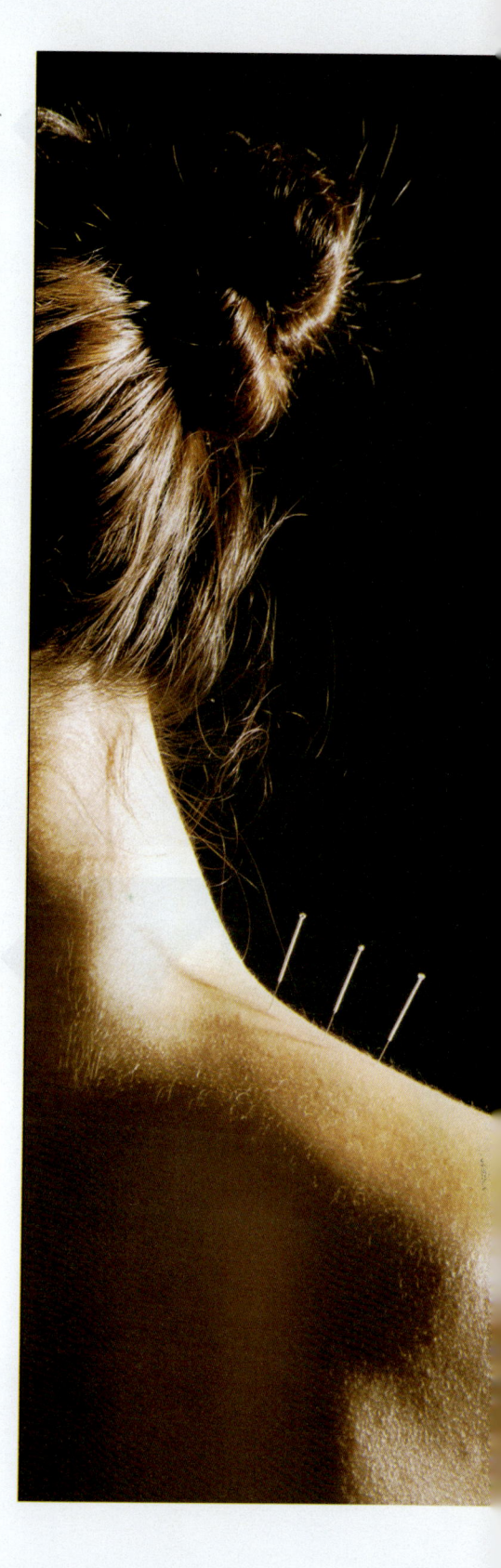

CAPÍTULO 3
QUAL O MELHOR MÉTODO PARA VOCÊ?

OUTRAS MODALIDADES

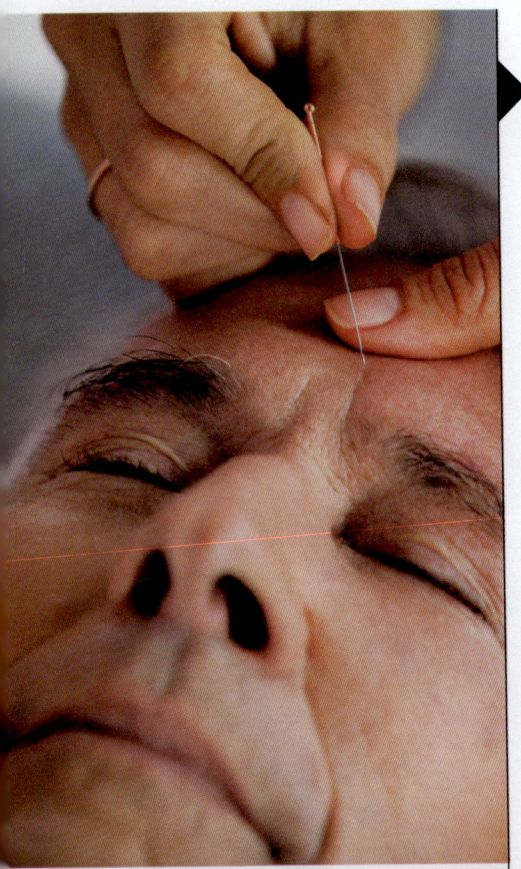

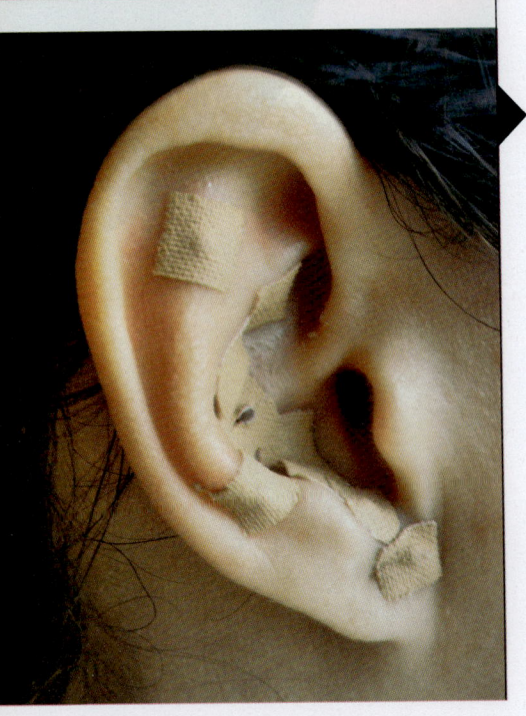

REABILITAÇÃO COM CRANIOPUNTURA

Conhecida também como "Escalpo Acupuntura de Yamamoto", a craniopuntura baseia-se na aplicação de agulhas finíssimas em locais estratégicos do couro cabeludo e da face. Estes pontos refletem as áreas funcionais do cérebro e são estimulados por um profissional com o objetivo de recuperar funções e habilidades do paciente.

Recente em comparação com outros métodos, este tratamento começou a ser estudado na China na década de 1970 e só chegou ao Brasil em meados de 2000. Um fato curioso é que a prática aplicada em terras tupiniquins foi desenvolvida no Japão, por Toshikatsu Yamamoto, que revitalizou os ensinamentos do procedimento chinês.

Na craniopuntura, a cabeça é dividida em duas regiões: a face corresponde ao Yin e a parte posterior do crânio, ao Yang. O profissional pode equilibrar tais energias com aplicações em pontos de cada região. Se necessário, a localização correta pode ser marcada com a ajuda de uma caneta.

Esta técnica é empregada principalmente em tratamentos relacionados a distúrbios emocionais, como depressão, bipolaridade, ansiedade e insônia. Mas também pode ser usada para tratar patologias neurológicas, como Parkinson, Alzheimer e paralisias. "Já acompanhamos até a reabilitação dos movimentos em pacientes com sequelas de AVC (Acidente Vascular Cerebral)", relata Reginaldo Filho, diretor geral da Ebramec (Escola Brasileira de Medicina Chinesa). Contudo, por ser uma terapia que trabalha com um sistema mais sensível, a aplicação só deve ser feita por profissionais da saúde.

AURICULOTERAPIA: O TODO REFLETIDO NA ORELHA

Este método parte da premissa de que a orelha reflete todos os órgãos e glândulas do corpo, sendo possível prevenir e tratar doenças com a aplicação de agulhas ou sementes nas áreas correspondentes. Curiosamente, embora faça parte do antigo sistema de cura da Medicina Tradicional Chinesa, essa técnica se popularizou mais na França, quando o Dr. Paul Nogier a introduziu no país e passou a disseminar esse conhecimento mundo afora. De acordo com o fisioterapeuta Elder Camacho, o método é indicado para o tratamento complementar de diversas patologias, com destaque para as de caráter neurológico, como enxaqueca, insônia, estresse e dores articulares, principalmente na região da coluna. No Brasil, entretanto, a auriculoterapia ficou conhecida por ser eficaz no auxílio de pacientes que desejam parar de fumar ou que querem emagrecer.

Em geral, o tratamento é feito com sementes de mostarda aplicadas com fita adesiva em locais estratégicos da orelha, que correspondem aos órgãos ou sistemas, para que o paciente as pressione em casa por um certo número de dias. Quando estas áreas são estimuladas, o cérebro recebe um impulso e reage, desencadeando uma série de fenômenos físicos com o intuito de restabelecer o equilíbrio do corpo.

ELETROACUPUNTURA PARA LESÕES GRAVES

Esta vertente tem os mesmas técnicas da acupuntura. A única diferença é que as agulhas são conectadas a aparelhos elétricos que transmitem um estímulo extra aos pontos dos meridianos para desobstruir e equilibrar o fluxo de energia de forma mais potente.

Como reforça o efeito das agulhas, esse tratamento é especialmente indicado para pessoas com dores muito fortes ou que sofreram lesões graves. Além disso, os estímulos elétricos fazem com que este método apresente uma ação analgésica cerca de 20 minutos mais rápida do que na acupuntura sistêmica. Curiosamente, quanto menor for o número de agulhas aplicadas, maior será a analgesia (perda da sensibilidade à dor). De acordo com a fisioterapeuta Meire Bianco, especializada em Medicina Tradicional Chinesa, a técnica é contraindicada apenas a gestantes, cardíacos e portadores de marca-passo.

LASER DISPENSA AS PICADAS

Como o nome sugere, a acupuntura a *laser* não usa agulhas para estimular os pontos energéticos, e sim um feixe de radiação eletromagnética. Por essa razão, a técnica é ideal para pessoas muito agitadas ou que têm medo de picadas. Sem contar que, por ser mais sutil, acaba servindo também para crianças e idosos que precisam do tratamento. Na prática, o profissional direciona o feixe de luz de baixa intensidade para o ponto que deve ser tratado. Uma das maiores vantagens é que a aplicação é bem rápida: cada ponto deve ser estimulado por cerca de dois minutos. Além disso, o método tem resultados bastante benéficos em casos de artrose, artrite, depressão, ansiedade, sinusite e enxaqueca. Não há contraindicações, mas é importante que o aparelho seja manipulado por um profissional especializado.

MÚSCULOS *RELAX* COM SONOPUNTURA

Ideal para quem tem fobia de agulhas, a sonopuntura usa materiais que transmitem ondas sonoras para estimular determinados pontos do corpo. O profissional pode utilizar um aparelho específico para a prática ou outros dispositivos que produzem vibrações, como diapasões, sinos tibetanos e carrilhões. Independentemente do instrumento usado, a proposta é a mesma: concentrar ondas sonoras sobre uma pequena área da pele para harmonizar o fluxo de energia e aliviar tensões. Essas ondas devem ser de alta frequência — cerca de 750 kHz. Para se ter ideia da força aplicada, o ouvido humano só capta ondas sonoras entre 20 Hz e 20 kHz. As vibrações elevadas, entretanto, podem ser reconhecidas por outras partes do corpo, como os músculos, que vão se acalmando lentamente.

Entre as indicações da sonopuntura estão problemas de enxaqueca, lombalgia, hérnia de disco, osteoporose, reumatismo, tendinite, artrite, artrose, depressão, estresse, insônia, ansiedade, asma, bronquite, sinusite e rinite. E o que é melhor: não há restrições para bebês, crianças nem gestantes.

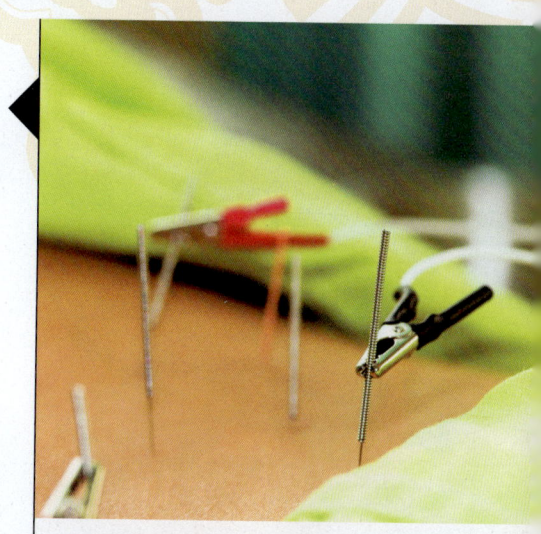

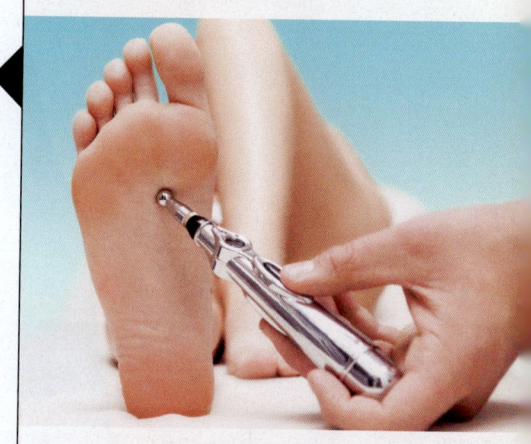

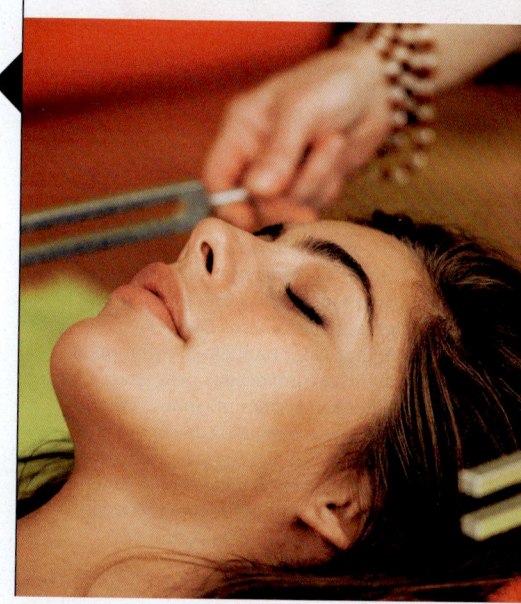

A TRADIÇÃO ORIENTAL QUE CURA DIVERSOS MALES

CAPÍTULO 3
QUAL O MELHOR
MÉTODO PARA VOCÊ?

OUTRAS MODALIDADES

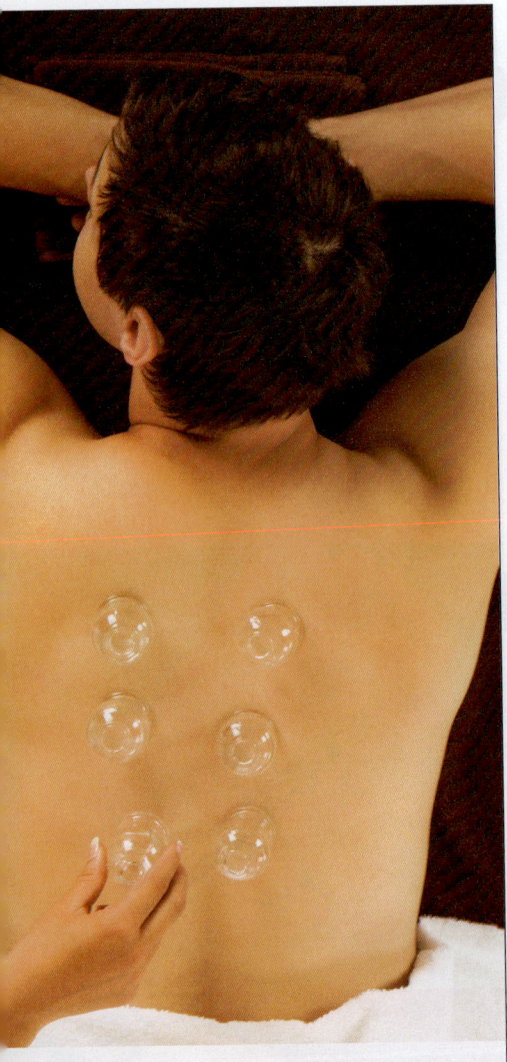

Cupping: ventosas que curam

Sucção com copos de vidro aquecidos ativa a circulação sanguínea, amenizando dores nos músculos e nas articulações

Durante os Jogos Olímpicos Rio 2016, o fenômeno da natação Michael Phelps, que já bateu 37 recordes mundiais, apareceu para a competição com estranhas marcas nas costas e logo chamou a atenção da mídia e dos espectadores. As manchas circulares no corpo do norte-americano eram resultado da ventosaterapia, também conhecida como *cupping*, uma técnica chinesa que aplica copos aquecidos na pele para estimular a circulação sanguínea por meio do efeito de sucção.

Ao longo de milênios, essa prática passou por diferentes povos e foi se moldando conforme a cultura de cada um. Os índios desenvolveram o método terapêutico com o uso de chifres de animais. Os chineses apostaram no bambu. Tempos depois, os europeus passaram a trabalhar com copos de vidro — o meio mais utilizado atualmente.

Ao longo da sessão, as ventosas podem ser aplicadas de duas formas. "Na deslizante, o terapeuta realiza uma espécie de massagem com o copo para favorecer a nutrição dos músculos, aliviando tensões e dores tanto musculares quanto nas articulações", explica Meire Bianco, fisioterapeuta com aprimoramento em Medicina Tradicional Chinesa pela WFAS (World Federation of Acupuncture and Moxibustion Societies). "Já na fixa, o profissional posiciona as ventosas em locais determinados para promover o desbloqueio dos pontos energéticos obstruídos e restaurar o fluxo de energia", completa.

Independentemente da forma empregada, ambos os métodos de ventosaterapia são indicados para aliviar problemas de saúde lombalgias, dores musculares e articulares, hipertensão arterial e enxaqueca. De acordo com a Escola Brasileira de Medicina Chinesa (Ebramec), a técnica deve ser evitada apenas por gestantes, pessoas anêmicas, com febre alta ou que apresentam quadros de convulsão.

RECUPERAÇÃO PÓS-TREINO

Não é só o nadador Michael Phelps que se beneficia das ventosas para aliviar dores, atenuar tensões e ter um bom desempenho no esporte. Os ginastas brasileiros Diego Hypólito e Arthur Nory também já exibiram as manchas provocadas pela terapia nas redes sociais, assim como o craque Neymar e o jogador de rúgbi Laurent Bourda-Couhet. Todos eles dizem que recorrem à técnica para amenizar dores e ajudar na recuperação da fadiga causada pela rotina de treinos e competições.

Moxabustão: calor nos pontos certos

Com a queima da Artemísia, o profissional aquece locais específicos dos meridianos para tratar diversas enfermidades

Reconhecida como Patrimônio Cultural Intangível da Humanidade pela Unesco (Organização das Nações Unidas para a Educação, a Ciência e a Cultura) desde 2010, a moxabustão baseia-se nos mesmos princípios e conhecimento dos meridianos trabalhados na acupuntura, mas utiliza o calor proveniente da queima de ervas em pontos específicos do corpo para retomar o fluxo dos canais de energia sem ter de perfurar a pele.

De origem milenar, o método integra o conjunto de práticas da Medicina Tradicional Chinesa, mas também é muito usado nos sistemas de saúde de outros países asiáticos, como Japão, Tibete e Coreia. No Ocidente, sua aplicação tem se popularizado devido à alta eficácia, ao baixo custo e à ausência de efeitos secundários.

Geralmente, a planta utilizada é a Artemísia, que tem o poder de aquecer profundamente. Suas folhas são lavadas, secas, trituradas e peneiradas até se transformarem em uma massa uniforme, semelhante a uma lã vegetal, conhecida como *moxa*, que pode ser moldada na forma de bastão ou cone. Na hora da sessão, o profissional queima uma das extremidades deste bastão e aplica o calor nos pontos que pretende estimular para prevenir ou tratar determinada doença.

De acordo com a Medicina Tradicional Chinesa, o efeito do calor potencializa o aspecto *Yang* da energia (*Qi*), combatendo a umidade e o frio que promovem disfunções no organismo, tais como doenças reumáticas, vertigem, cólica menstrual e leucopenia. Por ter o fogo como princípio básico, a técnica é recomendada também em casos de bronquite, pneumonia e asma. A única contraindicação é para pacientes com febre.

Segundo a Ebramec (Escola Brasileira de Medicina Chinesa), é possível, inclusive, praticar a moxabustão em casa — desde que o paciente tenha sido previamente instruído por um profissional. "Há alguns kits de moxa que são autoadesivos e podem ser facilmente aplicados nos pontos corretos", comenta Reginaldo Filho, diretor geral da faculdade.

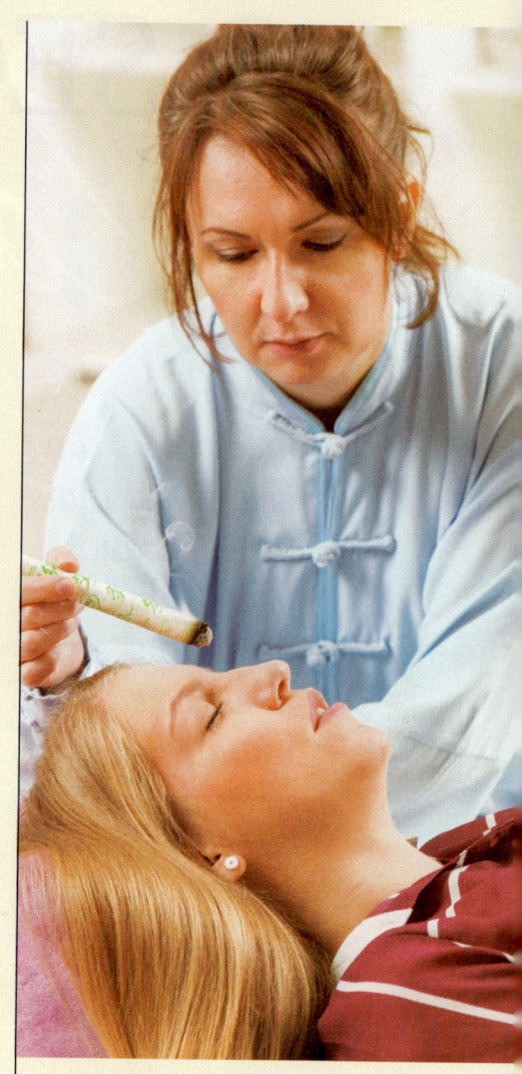

AUXÍLIO NA HORA DO PARTO

A moxabustão é um ótimo recurso para grávidas que estão com o bebê na posição sentada e precisam virá-lo para facilitar o parto. A técnica deve ser aplicada na 32ª semana de gestação, pois é a partir desta fase que a criança começa a se encaixar de cabeça para baixo. O procedimento é feito com a aplicação da *moxa* sobre o ponto do meridiano que passa no centro do útero. Isso faz com que o bebê se sinta incomodado com o calor e se vire instintivamente para a posição cefálica.

CAPÍTULO 3
QUAL O MELHOR MÉTODO PARA VOCÊ?

FITOTERAPIA

O SEGREDO DAS *plantas*

Ervas medicinais são usadas há mais de 3 mil anos pelos chineses para prevenir doenças e ajudar o organismo a desenvolver mecanismos de autocura

A fitoterapia chinesa existe há mais de 3 mil anos. Um de seus primeiros registros está no *Shennong Bencaojing* (Clássico de Medicina Herbal), que teria sido escrito entre os séculos 1º e 2º a.C. A propagação dessa sabedoria no Ocidente, no entanto, só ocorreu a partir da década de 1930, quando o Instituto de Investigação de Pequim passou a pesquisar as propriedades de plantas como o rizoma de levístico e a antitérmica dichroa, usada tradicionalmente no combate da malária. A ideia era atualizar a farmacopeia oficial com bases científicas e legais, seguindo os mesmos moldes da alopatia.

Para completar, em 1973, a descoberta de 14 livros clássicos em Chang-She, na província de Hunan, revelou para o mundo alguns dados sobre o início da medicina herbária chinesa. Estas fontes mencionam doenças, prescrições e plantas medicinais como o alcaçuz, a escutelária, o ginseng e a angélica.

Hoje em dia, o governo chinês mantém um dicionário de medicamentos herbais com 5.767 substâncias catalogadas, embora apenas 300 ervas sejam usadas regularmente na prática clínica. A maioria dessas fórmulas remete à Dinastia Han (206 a.C. a 220 d. C.) e já é utilizada em outros países, como o Japão, onde o Ministério da Saúde reconhece 148 desses compostos como sendo de utilidade pública.

CONCEITOS FUNDAMENTAIS

Antes de se falar e receitar a fitoterapia chinesa, no entanto, é importante quebrar alguns paradigmas induzidos pelo conceito ocidental de saúde. Para começar, as ervas e compostos utilizados na MTC não focam a cura, e sim o equilíbrio entre as energias Yin e Yang para que o organismo desenvolva seus próprios mecanismos de autocura, prevenindo ou localizando as doenças e direcionando recursos para restabelecer a saúde. Fora isso, embora o termo "fito" refira-se exclusivamente ao reino vegetal, esta forma de tratamento também engloba ingredientes de origem animal ou mineral em suas fórmulas.

Os vários itens que compõem cada receita são combinados em proporções que maximizam o princípio ativo desejado e inibem possíveis efeitos colaterais. Para dosar tudo, é fundamental conhecer as características energéticas, curativas e sinérgicas das ervas — ou seja, a interação de uma planta com as outras. Confira nas próximas páginas as propriedades de algumas queridinhas da fitoterapia chinesa.

ASTRÁGALO (*HUANG QI*)
Nome farmacêutico: *Astragalus membranaceus*
Parte utilizada: raiz
Propriedades: doce e levemente morna

★ Conhecido há milhares de anos por suas virtudes terapêuticas, descritas pela primeira vez no *Shennong Bencaojing,* a mais antiga obra da farmacopeia chinesa, o *Huang Qi* pertence ao grupo das substâncias que tonificam o organismo, dando um *plus* na energia vital (Qi). Sua raiz beneficia especialmente o baço e o pulmão, além de combater sintomas como excesso de suor, edemas, úlceras e feridas que custam a sarar. Quem sofre de falta de ar ou apetite, diarreia e diabetes também pode recorrer à planta. O Huang Qi contribui para o fortalecimento do sistema imunológico, pois aumenta o número de glóbulos brancos no organismo. Em alguns casos, a Medicina Tradicional Chinesa o utiliza como recurso complementar no tratamento de diferentes tipos de câncer. Para aumentar a energia vital e tonificar os órgãos, recomenda-se consumir as raízes depois de cozidas. Para demais indicações, a forma bruta tem melhor resultado.

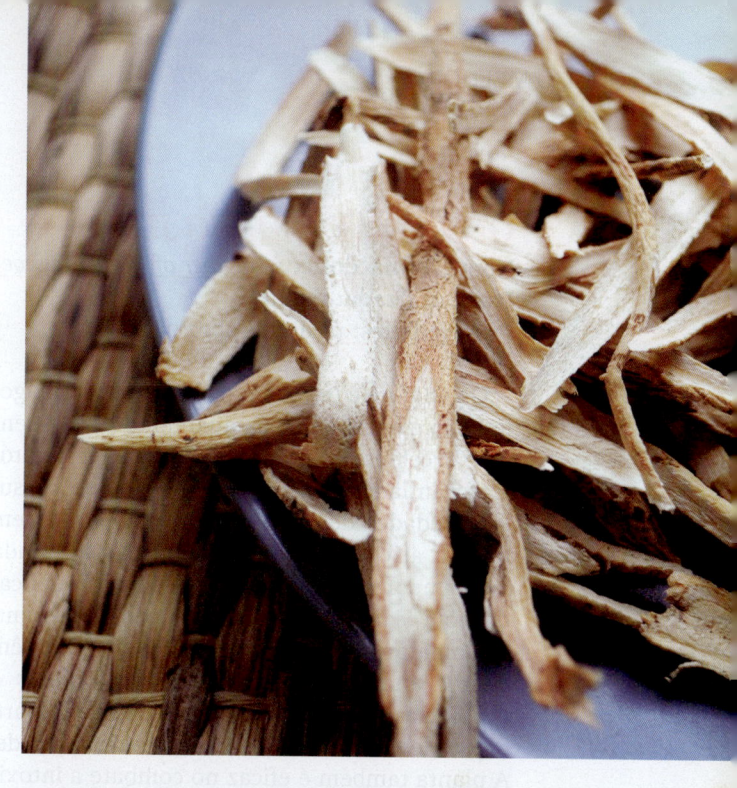

CANELA-DA-CHINA (*GUI ZHI*)
Nome farmacêutico: *Ramulus cinnamomi*
Partes utilizadas: galho ou ramos
Propriedades: picante, doce e amornante

★ A canela-da-china tem a casca mais escura e dura do que a canela-da-índia, mas ambas são bastante usadas como especiaria culinária. Na fitoterapia chinesa, a parte utilizada são os ramos, que agem no pulmão, no coração e na bexiga. De sabor doce e picante, esta planta tem o poder de elevar a temperatura do corpo, melhorando a circulação sanguínea, a pressão arterial e aliviando dores articulares, principalmente nos ombros. Também é ideal para tratar gripes e resfriados, pois seu chá aquece o corpo e ajuda a expulsar o agente infeccioso pelos poros. Médicos recomendam o consumo de meia colher (sopa) por dia da especiaria, uma vez que ela tem papel importante na redução do colesterol e do teor de açúcar no sangue. Para as mulheres, em especial, a Medicina Tradicional Chinesa recomenda o *Gui Zhi* para amenizar cólicas, antes ou durante o período menstrual. Entretanto, em casos de gravidez, febre alta ou menstruação excessiva, aconselha-se ingeri-la com moderação.

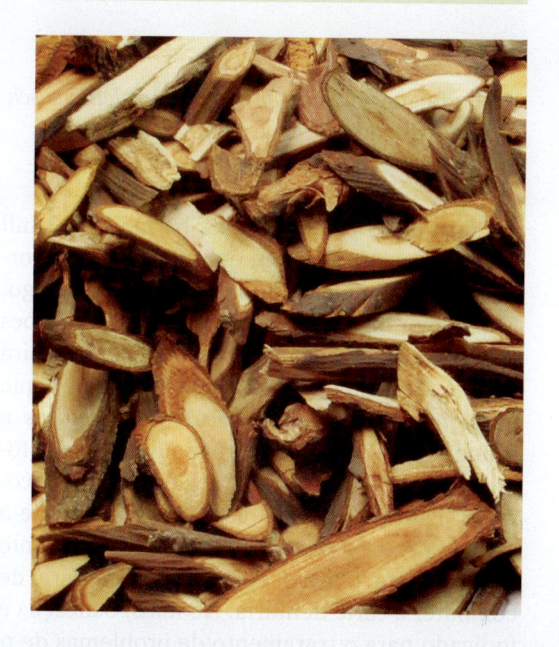

CAPÍTULO 3
QUAL O MELHOR
MÉTODO PARA VOCÊ?

FITOTERAPIA

GENGIBRE *(SHENG JIANG)*
Nome farmacêutico: *Zingiber officinale Roscoe*
Parte utilizada: rizoma
Propriedades: picante e amornante

★ O gengibre é um grande aliado do estômago, pulmão e baço. Seu chá, quando tomado quente, é excelente no início de infecções respiratórias e inflamações na garganta, já que possui propriedades de ação bactericida. Para quem pratica atividade física, sua ingestão é ainda mais importante. Segundo um estudo publicado no *The Journal of Pain*, os compostos anti-inflamatórios e óleos voláteis do alimento têm efeitos analgésicos para dores musculares e problemas como reumatismo e artrose. A parte utilizada é o rizoma fresco, que ajuda a aliviar enjoos, evitar vômitos e conter a formação de secreções no pulmão, conhecidas como fleuma. A planta também é eficaz no combate a intoxicações com outras ervas, como a *Pinellia ternata*, e tem um grande poder de melhorar a circulação sanguínea, reduzindo coágulos. De quebra, ajuda a emagrecer graças à sua ação termogênica, que acelera o metabolismo. Recomenda-se o consumo de até 10 g da raiz fresca ao dia (ou metade, se for em pó). Ele pode ser ingerido na forma de chás, bolos, biscoitos, sucos ou ralado como tempero em diversas receitas.

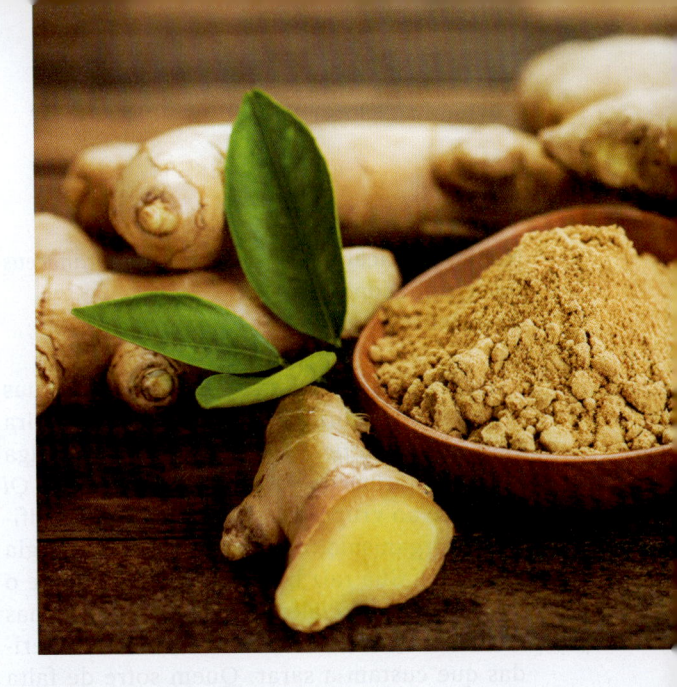

ALCAÇUZ *(GAN CAO)*
Nome farmacêutico: *Glycyrrhiza uralensis Fisch*
Partes utilizadas: raiz e rizoma
Propriedades: doce e neutra

★ Consumido pelos chineses há mais de 3 mil anos, o alcaçuz atua em quatro órgãos do corpo humano: coração, pulmão baço e estômago. É expectorante e usado para tratar irritações superficiais na garganta que provocam coceira e tosse. Há ainda pesquisas em andamento que buscam descobrir seu efeito sobre alergias e bronquites. Podem ser consumidas tanto a folha quanto a raiz. Mas a segunda é mais comum. Essa planta é 15 vezes mais doce que a cana. Por isso, funciona como um adoçante natural para o suco e uma boa maneira de combater a cárie dentária. No mais, o alcaçuz é indicado para o tratamento de problemas de pele, como inflamações e furúnculos, úlceras gástricas, distúrbios gastrointestinais e como antídoto para uma série de substâncias tóxicas — tópica ou internamente —, podendo conduzir outras ervas através dos 12 meridianos. A infusão com a raiz pode ser bebida quente ou fria. Basta ferver 1 litro de água com 30 gramas de alcaçuz, deixar no fogo por 10 minutos e, depois, abafar a mistura por mais 10 minutos.

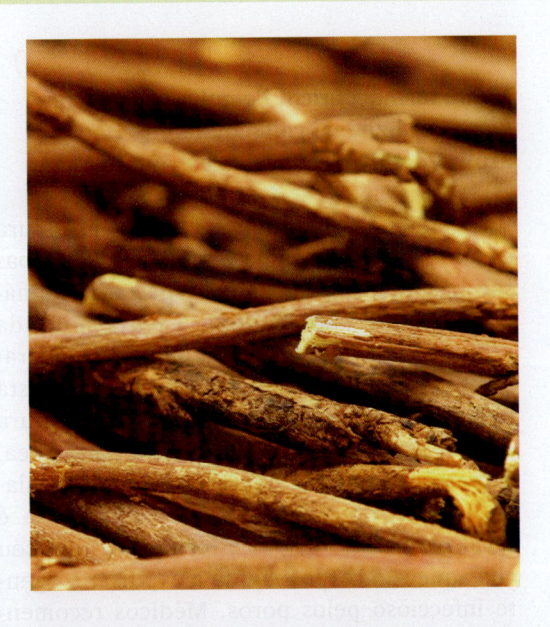

TÂMARA CHINESA *(DA ZAO)*
Nome farmacêutico: *Ziziphus jujubae Mill*
Parte utilizada: fruto
Propriedades: doce e morna

★ Segundo a Medicina Tradicional Chinesa, esta planta age, principalmente, no baço e no estômago, além de ser uma aliada na busca pelo equilíbrio emocional. Isso porque seu fruto tonifica o baço, podendo aumentar o apetite e melhorar a saúde do estômago. O intestino é outro grande beneficiado, já que o *Da Zao* regula o seu funcionamento. O fruto ainda é fonte de boro, que previne a perda de cálcio, fator importante no combate à osteoporose. Pesquisas têm confirmado essas e outras propriedades que os chineses dão ao alimento. Durante experimentos clínicos farmacológicos, por exemplo, constatou-se que a administração de decoctos da erva pode combater a hepatite, aumentar a massa muscular e proporcionar mais resistência física.

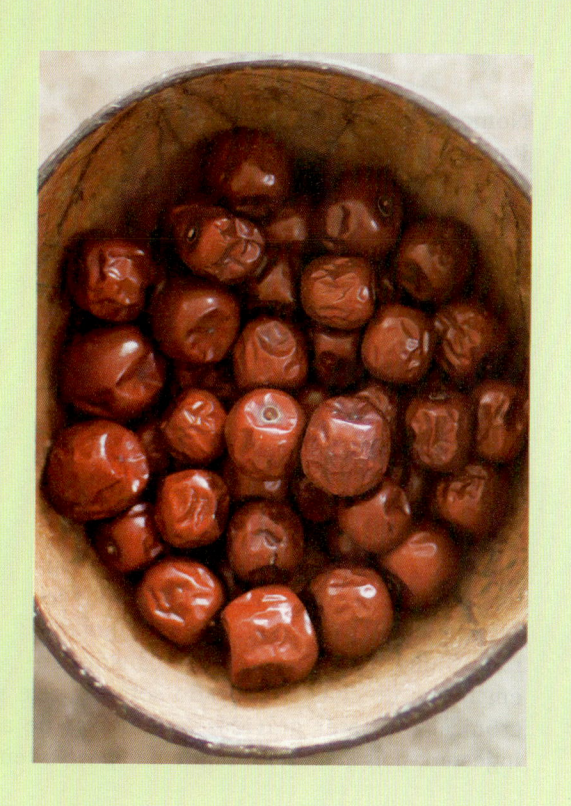

GINSENG COREANO *(REN SHEN)*
Nome farmacêutico: *Panax ginseng C.A.Mey.*
Parte utilizada: raiz
Propriedades: doce, levemente amarga e morna

★ Um dos grandes atributos do ginseng é sua ação revitalizante, excelente para dar doses extras de energia a quem sofre de cansaço e estresse no dia a dia. Mas seus benefícios não param por aí. Além de dar mais disposição — inclusive sexual —, esta raiz é ótima para regular a pressão arterial, baixar o colesterol e melhorar a circulação sanguínea. Também é rica em antioxidantes, que ajudam a prevenir desde gripes em idosos até o câncer em pessoas de qualquer idade. De acordo com os preceitos da fitoterapia chinesa, seu campo de ação no organismo se dá principalmente nos meridianos do coração, baço e pulmão. E para os distraídos de plantão, uma boa notícia: a erva é um poderoso tônico cerebral, que melhora a memória e a concentração nos estudos ou no trabalho. Só não é indicada a hipertensos e cardíacos, devido às suas propriedades estimulantes. Assim como o gengibre, pode-se consumir a raiz em sopas, chás, tinturas ou cápsulas.

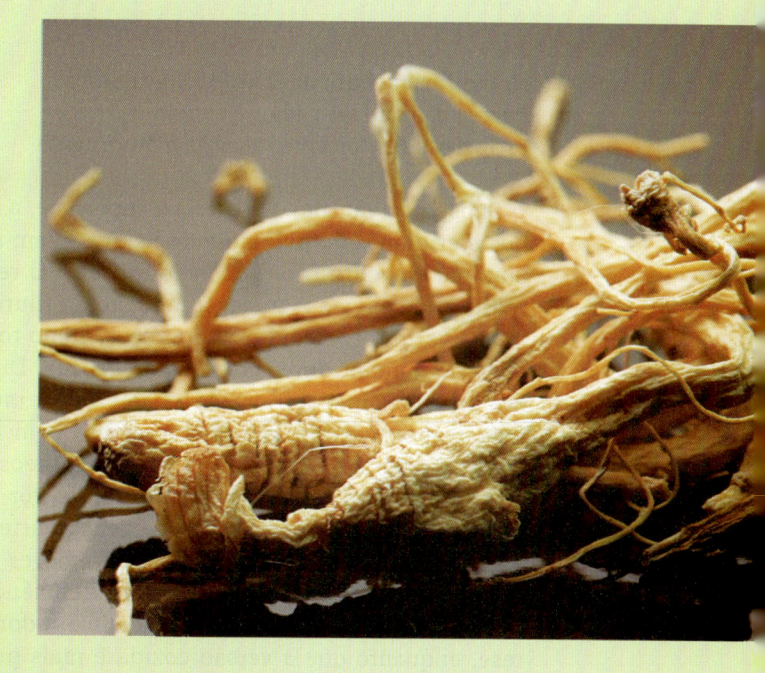

CAPÍTULO 3
QUAL O MELHOR MÉTODO PARA VOCÊ?

FITOTERAPIA

RUIBARBO (DA HUANG)
Nome farmacêutico: *Radix e Rhizoma Rhei*
Partes utilizadas: raiz e rizoma
Propriedades: amarga e fria

✱ Descrito pela primeira vez na *Matéria Clássica do Esposo Divino*, o ruibarbo atua em quatro meridianos do corpo humano, correspondentes ao fígado, baço, estômago e intestino grosso. Seus efeitos estimulantes combatem a prisão de ventre, a transpiração excessiva, os desconfortos da menopausa e dores abdominais. Além disso, a planta ajuda a tratar coágulos no sangue, feridas na boca, queimaduras, disenteria e seus preparados costumam conter potentes agentes bactericidas, que reforçam suas propriedades anti-inflamatórias e antissépticas. Pode ser consumido em forma de chá ou aplicado sobre a pele para tratar estomatites, foliculites e ulceração crônica. Mulheres grávidas ou em fase de amamentação, no entanto, devem evitar a sua ingestão, pois seu efeito tende a ir para o leite e causar diarreia no bebê.

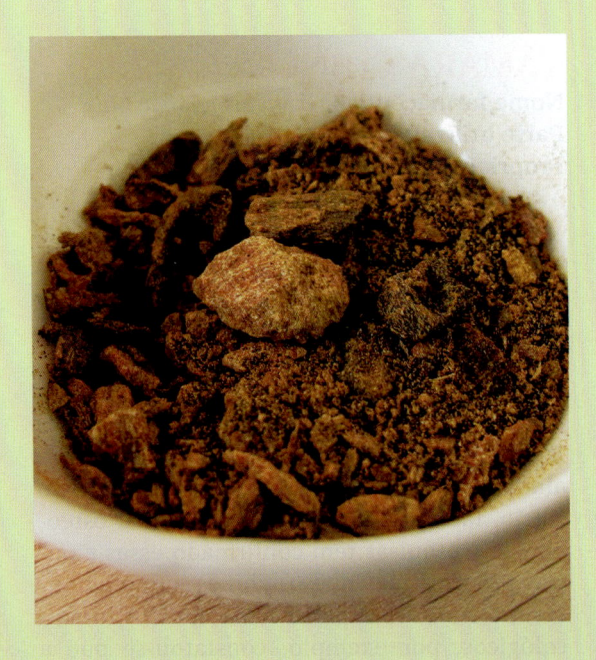

ÉFEDRA (MA HUANG)
Nome farmacêutico: *Ephedra sinica Stapf*
Partes utilizadas: galhos e ramos
Propriedades: picante, amarga e amornante

✱ Substância morna, que alivia a superfície, a éfedra atua nos meridianos do pulmão e da bexiga e tem a função de eliminar o "vento-frio" por meio do suor. O resultado é a redução de edemas, graças à indução da diurese, e o alívio de vários problemas respiratórios, como tosse e asma, além de atenuar dores crônicas de cabeça. Durante estudo, pacientes que sofriam de asma crônica mostraram-se 98% responsivos ao iniciar tratamento com a erva, que também estimula o fluxo nos vasos sanguíneos e a pressão arterial de forma suave, mas duradoura. Por isso, é contraindicada a quem sofre de hipertensão arterial pois eleva a pressão, chegando a causar tremores —, insônia, palpitações, suor noturno e asma por deficiência. Sua forma bruta é mais indicada para induzir a sudorese e a diurese, enquanto que a versão cozida é mais propícia para aliviar tosse e asma. A raiz (*Ma Huang Gen*), por sua vez, é doce, neutra e tem efeito inverso no que diz respeito à transpiração, cessando o suor espontâneo e noturno.

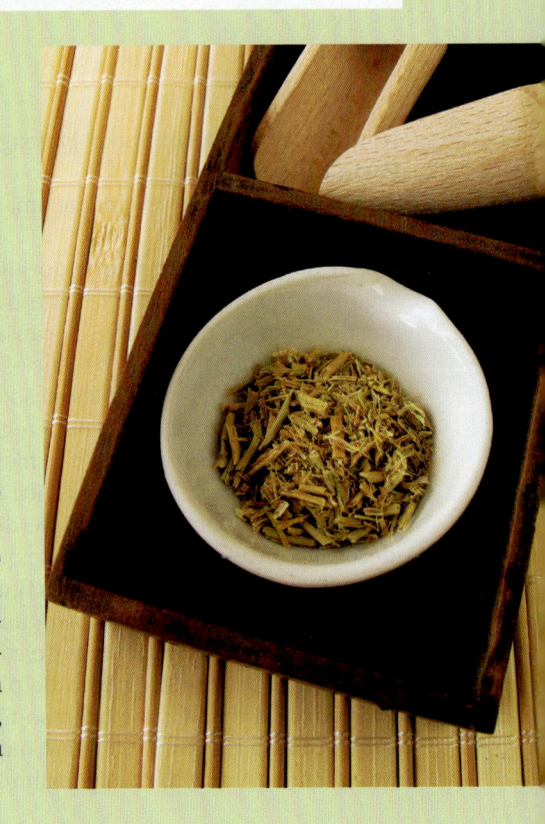

ANGÉLICA CHINESA (*DANG GUI*)
Nome farmacêutico: *Angelica Sinensis Radix*
Parte utilizada: raiz
Propriedades: picante, doce, amarga e amornante

★ Destaque entre as substâncias que tonificam o sangue, a angélica chinesa favorece a circulação, regula o ciclo menstrual, atenua os efeitos da menopausa e alivia dores, atuando especialmente nos canais de energia referentes ao baço, fígado e coração. A raiz é a parte utilizada da erva, que pode ser consumida em forma de chá ou em extrato, junto à comida. Problemas como hipertensão, ejaculação precoce, anemia e cirrose também podem ser tratados com a planta. Alguns estudos apontam que a erva ainda pode servir de alternativa para o tratamento de enxaqueca, reumatismo e dor abdominal após o parto. Para nutrir o sangue e hidratar o intestino, o ideal é consumir a raiz na forma bruta. E para favorecer a circulação, vale apostar na angélica cozida em vinho de arroz. Entretanto, é preciso atenção: altas dosagens da planta podem causar diarreia, dor de cabeça e sensibilidade à luz, provocando até erupções cutâneas. Além disso, mulheres em período de amamentação ou com alto fluxo menstrual não têm o uso recomendado.

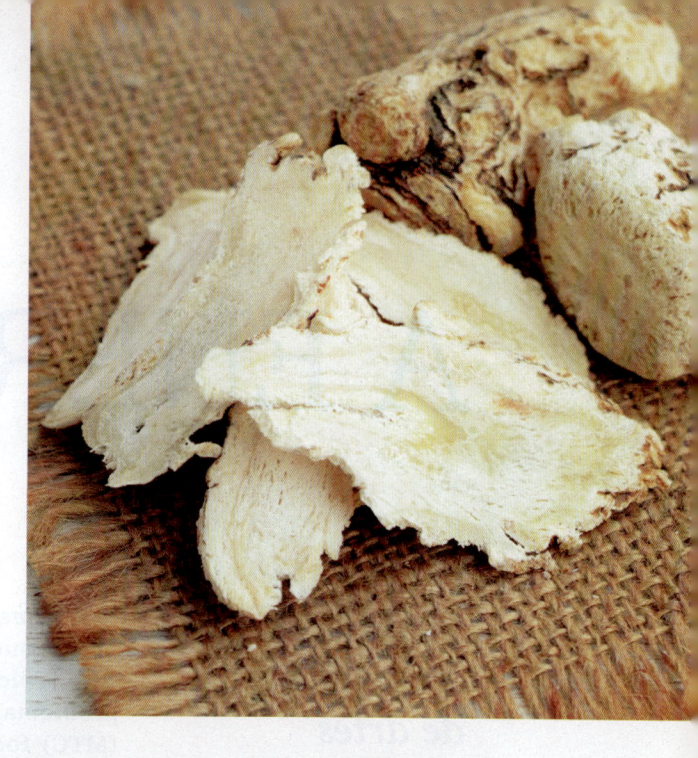

JUJUBA SELVAGEM (*SUAN ZAO REN*)
Nome farmacêutico: *Ziziphus spinosa*
Parte utilizada: semente
Propriedades: doce, ácida e neutra

★ Pertencente à categoria de substâncias que acalmam o espírito, a jujuba selvagem é especialmente indicada para tranquilizar a mente, combater a insônia e evitar sonhos agitados, com palpitações e sudorese noturna. Enfim, é a companheira ideal para quem quer ter uma boa noite de sono. Os benefícios para o bem-estar e a saúde do organismo, contudo, vão muito além disso. Sua área de atuação se estende ao coração, ao fígado, ao baço e à vesícula biliar, nutrindo o meridiano cardíaco de energia Yin e aumentando o fluxo de sangue no fígado, por exemplo. Não bastassem essas propriedades, a semente ainda apresenta características antibacterianas, anti-inflamatórias, antialérgicas e sedativas, sendo bastante recomendada em casos de faringite, bronquite, diabetes e fadiga crônica. Uma boa forma de consumi-la é ferver 20 gramas da semente, deixar a infusão descansar durante 20 minutos e beber duas a três xícaras deste líquido por dia.

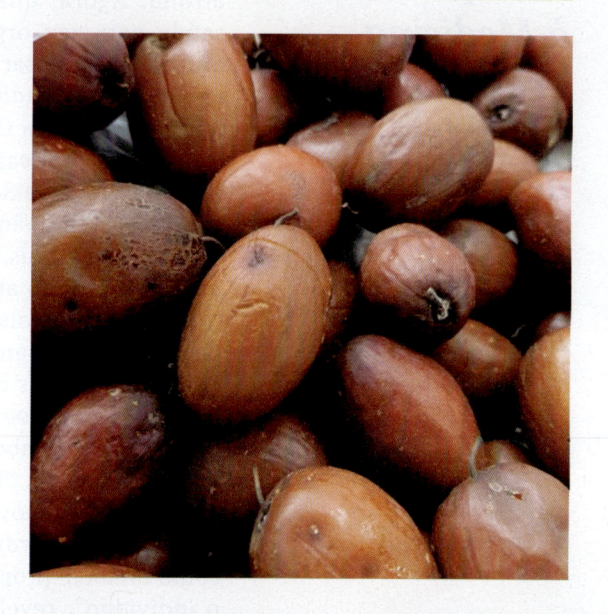

CAPÍTULO 3
QUAL O MELHOR MÉTODO PARA VOCÊ?

PRÁTICAS CORPORAIS

A ENERGIA DO
movimento

Inspiradas em golpes de artes marciais, várias práticas físicas foram incorporadas à Medicina Tradicional Chinesa devido aos benefícios que trazem à saúde

A medicina convencional tem a função de tratar enfermidades. Se você está com uma infecção, por exemplo, tomará um anti-inflamatório que resolverá o problema, e por aí vai. Já a Medicina Tradicional Chinesa (MTC) foca no paciente. O objetivo é equilibrar as forças *Yin* e *Yang* do indivíduo para fortalecer sua energia vital (*Qi*) e, assim, prevenir problemas de saúde. E é aí que entram os movimentos corporais como prática fundamental para favorecer o fluxo energético pelos meridianos e estimular o organismo a desenvolver mecanismos de autocura.

"O corpo humano é um tecido vivo. Se ficar parado, ele atrofia. Agora, quando você realiza algum movimento, traz saúde para seu organismo e estimula a energia estagnada", afirma Paulo César Varanda, farmacêutico clínico especialista em Medicina Tradicional Chinesa e diretor do Instituto Brasileiro de Medicina Chinesa e Terapias (Ibramec).

Hoje, as práticas da MTC são oferecidas gratuitamente pelo Sistema Único de Saúde (SUS). Em 2017, inclusive, foram realizados 1,4 milhão de atendimentos individuais, de acordo com dados oficiais. É a prova de que o brasileiro está cada vez mais procurando alternativas para se manter saudável.

E o que não faltam são opções de atividades físicas, muitas delas inspiradas em movimentos das artes marciais, desenvolvidas há milhares de anos com o intuito de promover longevidade, prevenir doenças e, de quebra, induzir a um estado meditativo que colabora para o perfeito equilíbrio entre corpo, mente e espírito. "Há uma grande variedade de práticas e benefícios. Esses movimentos corporais não só melhoram o condicionamento cardiovascular, a resistência e a força muscular, como também proporcionam maior equilíbrio e bem-estar para o indivíduo", revela Vicente Alencar, médico especialista em Acupuntura e Fitoterapia Chinesa pelo Hospital das Clínicas da Faculdade de Medicina da Universidade de São Paulo (USP).

Confira a seguir os fundamentos, benefícios e particularidades das cinco práticas corporais mais indicadas pela Medicina Tradicional Chinesa e descubra qual delas combina mais com você.

Tai Chi Chuan

O *Kung Fu* com movimentos suaves para ser praticado em todas as idades

Os fãs do programa *MasterChef*, exibido pela Band, devem se lembrar da chinesa Jiang Pu. Participante da segunda edição do *reality* culinário, ela conquistou o público não só por sua simpatia, mas também por proporcionar momentos bem divertidos. Uma das cenas mais memoráveis foi quando ensinou aos outros competidores uma prática de *Tai Chi Chuan* que ficou conhecida como "técnica da melancia" — sobrou até para a apresentadora Ana Paula Padrão.

Caso você não acompanhe o programa da Band, saiba que o *Tai Chi Chuan* é um tipo de arte marcial, praticamente como um *Kung Fu*, mas com movimentos lentos. A ideia dos antigos mestres chineses, que já conheciam os benefícios das lutas, era criar uma técnica que fosse acessível ao grande público. Deu certo. Hoje, há adeptos em todas as partes do mundo.

"*Tai*" significa supremo, "*Chi*" é cumeeira e "*Chuan*", soco. Traduzindo, seria algo como "boxe da suprema cumeeira". "Se você fizer os movimentos rapidamente, verá que o resultado é bem parecido com golpes de *Kung Fu*. Só que o *Tai Chi Chuan* é mais suave, cíclico, fluido, podendo ser praticado por pessoas de qualquer idade", explica Varanda. Na prática, os movimentos têm o intuito de equilibrar as energias. É o mesmo princípio da acupuntura, só que, no lugar das agulhas, entram os golpes. Vale ressaltar que o método também ajuda no controle de doenças como a fibromialgia, conhecida por deixar o corpo todo dolorido, além de combater o cansaço físico, melhorar a concentração e dar um basta à depressão.

Os exercícios são geralmente feitos em pé, com postura ereta, e o maior foco é sempre a respiração. O praticante deve dominar o fluxo para trabalhar os músculos do corpo e atingir o estado de concentração mental. Respirar pausada e profundamente, prestando atenção ao ar que entra e sai, coloca a pessoa em estado ideal para realizar os movimentos com precisão.

Sergio Areias, autor do livro *Bioinformação — O Elo Perdido da Medicina* (Editora CPR), esclarece que mesmo sendo um exercício de baixa velocidade, o *Tai Chi Chuan* é capaz de melhorar a saúde cardiovascular e as articulações, baixar a pressão arterial, estimular a circulação de energia vital e sangue, além de fortalecer os músculos e o sistema imunológico. "Também pode ser praticado por todas as faixas etárias em qualquer lugar, até mesmo em sua própria casa. Mas quando é feito próximo à natureza e em grupo, tem seus resultados ampliados", explica o especialista.

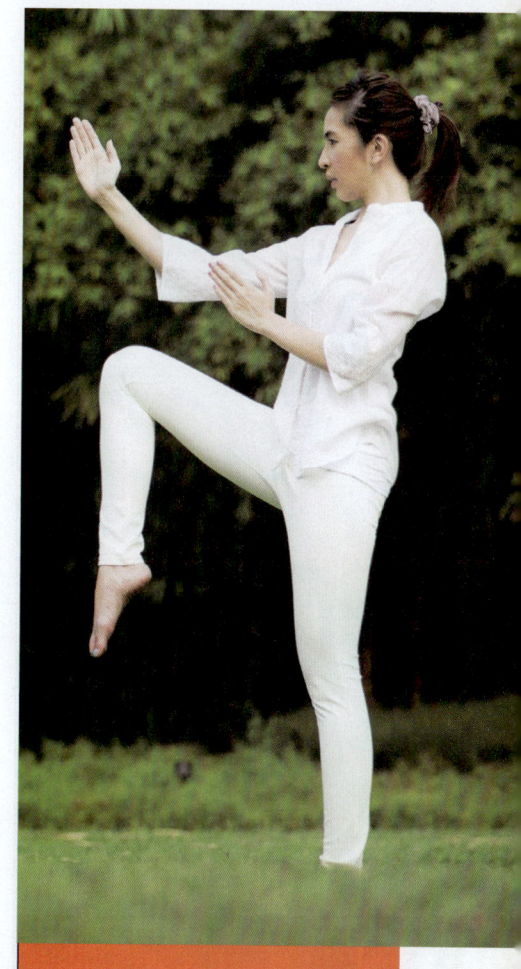

PRAÇAS CHINESAS

Os turistas que vão à China podem participar de aulas gratuitas de *Tai Chi Chuan* que ocorrem em várias praças espalhadas pelo país. Só que é necessário chegar cedinho, pois a arte marcial é praticada por volta das 6h e conta com um número grande de idosos. É que, devido às políticas de Estado do Partido Comunista chinês, o *Tai Chi Chuan* passou a ser praticado como exercício para a população da terceira idade. "Ensaios clínicos mostraram que idosos que praticam esta arte apresentam maior equilíbrio corporal e menor risco de queda em comparação com quem pratica outras atividades físicas", comenta o médico Vicente Alencar.

CAPÍTULO 3
QUAL O MELHOR MÉTODO PARA VOCÊ?

PRÁTICAS CORPORAIS

Qi Gong

Condicionamento físico, paz interior e uma profunda sensação de bem-estar

O *Qi Gong* pode ser considerado a raiz de todas as práticas corporais chinesas voltadas à saúde. *Qi* (pronuncia-se "chi") é a energia vital que existe em todos os seres da natureza. Já a segunda palavra tem como pronúncia "gung" e quer dizer realização ou habilidade. Juntas, elas formam algo como "cultivar energia". Na prática, trata-se de um conjunto de movimentos usado para manter o organismo saudável, promover a cura, aumentar a vitalidade e fazer a mente atingir diferentes níveis de consciência.

Tradicionalíssimo, o *Qi Gong* é praticado em três religiões do Oriente: budismo, taoismo e confucionismo. Por essa razão, existem muitas escolas. "Independentemente das filosofias, todas trabalham com o desenvolvimento interno e com a mente do indivíduo. Por isso, em um primeiro momento, não há benefício aparente, mas logo se revelam vantagens como condicionamento físico, paz mental e uma prazerosa sensação de bem-estar", explica o médico Vicente Alencar. "Diferentemente do *Tai Chi Chuan*, que foi criado para ser uma arte marcial, o *Qi Gong* é uma disciplina da MTC voltada para o espiritual e mental, mas ambos possuem os mesmos princípios", completa Sergio Areias.

Assim como no *Tai Chi Chuan*, os exercícios do *Qi Gong* são praticados em pé. Para um bom resultado, é necessário focar na respiração, que deve ser profunda, e em movimentos harmoniosos e contínuos dos braços e das pernas. O iniciante deve seguir um método simples de observar e copiar o professor, seguindo as orientações. Ao longo do tempo, isso dará resistência física e coordenação motora. E mais: ele aprenderá a manter a mente calma e a atenção plena. "Além de ajudar o praticante a desenvolver sua espiritualidade, a técnica pode ser usada para auxiliar outras pessoas, com mentalizações e transferências de vibrações", acrescenta Areias.

Outros benefícios são a melhora no funcionamento do metabolismo e a prevenção do endurecimento das artérias e articulações. Fora isso, por ser um método sutil, o *Qi Gong* pode ser praticado por qualquer pessoa. É até recomendado fazê-lo sozinho, mas com algumas ressalvas. "Boa parte da prática depende do esforço físico e mental do indivíduo. É preciso honestidade consigo mesmo para evoluir. Isso significa que pode ser interessante fazer sozinho. Entretanto, a tradição chinesa diz que a relação entre mestre e discípulo é essencial para o aprendizado correto. E essa ligação não se aprende com vídeos", conclui Alencar.

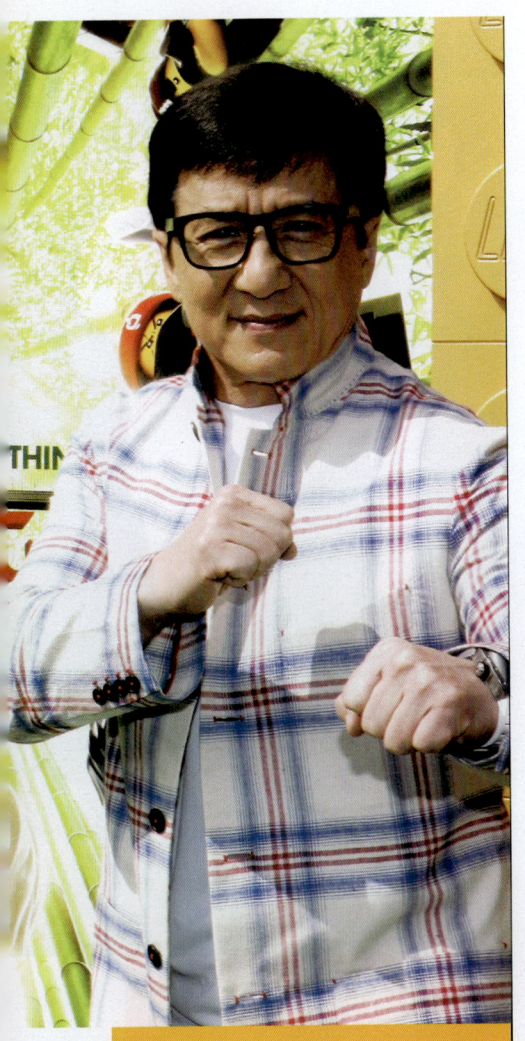

SUCESSO EM HOLLYWOOD

Nos filmes de *Kung Fu*, é comum ver mestres das artes marciais cumprindo missões apenas direcionando sua força interior, que foi desenvolvida por causa de rigorosos treinos físicos, exercícios de respiração ritmados, concentração e muita meditação. O enredo clichê, entretanto, é baseado em fatos reais. Os atores por trás destas obras são, de fato, praticantes de *Qi Gong*. Jet Li, Donnie Yen e Jackie Chan são alguns dos famosos que usam a técnica em seus filmes — embora ninguém ainda tenha conseguido cultivar a energia a ponto de se tornar invencível.

Lian Gong

Bastam 36 minutos ao dia para corrigir a postura, fortalecer articulações e evitar dores

Bem mais recente os demais, o *Lian Gong* (pronuncia-se "liam cum") é um dos primeiros sistemas de prática corporal oriental que integra a tradição milenar das artes marciais chinesas aos modernos conhecimentos da medicina ocidental. Foi desenvolvido em Xangai (China) no ano de 1974, por uma equipe de médicos liderada pelo ortopedista Zhuan Yuan Ming. Naquela época, a terapia foi criada para o tratamento e prevenção de dores no corpo em resposta às queixas de operários que passavam longas horas em tarefas repetitivas. Hoje, a atividade é praticada por quem quer corrigir problemas decorrentes de má postura, além de fortalecer articulações, tendões, coração e pulmão.

Ao criar sua técnica, o Dr. Zhuang se inspirou em outras sequências tradicionais de exercícios terapêuticos chineses, tais como o *Ba Duan Jin* (leia mais na página 64), O Jogo dos Cinco Animais e o *Yi Jin Jing* (Exercício dos Camponeses), entre outros. Na prática, o *Lian Gong* é composto por 54 exercícios divididos em três séries que trabalham pescoço, ombros, costas, cintura, pernas e pés. O praticante deve dedicar 12 minutos diários a cada etapa — ou seja, 36 minutos no total. Todos os exercícios são feitos em pé, acompanhados por uma música especialmente desenvolvida para a atividade. Não é preciso usar roupas especiais e o praticante pode respirar naturalmente.

Por ser uma ginástica *light*, que não demanda aparelhos e movimentos brutos, o *Lian Gong* pode ser feito por pessoas de qualquer idade, seja individualmente ou em grupo. Vale ressaltar, entretanto, que idosos e pessoas com determinadas patologias devem receber orientações específicas, dadas por instrutores, a fim de que os movimentos sejam adaptados e dosados de acordo com suas necessidades.

No Brasil, o *Lian Gong* foi introduzido em 1987 por Maria Lucia Lee, professora de filosofia e artes corporais chinesas. De lá para cá, secretarias de saúde de vários municípios passaram a integrar a prática como coadjuvante no tratamento e prevenção de doenças. Brasília (DF) foi a pioneira. Já Osasco (SP) chegou a ter mais de 10 mil praticantes na sua rede básica de saúde.

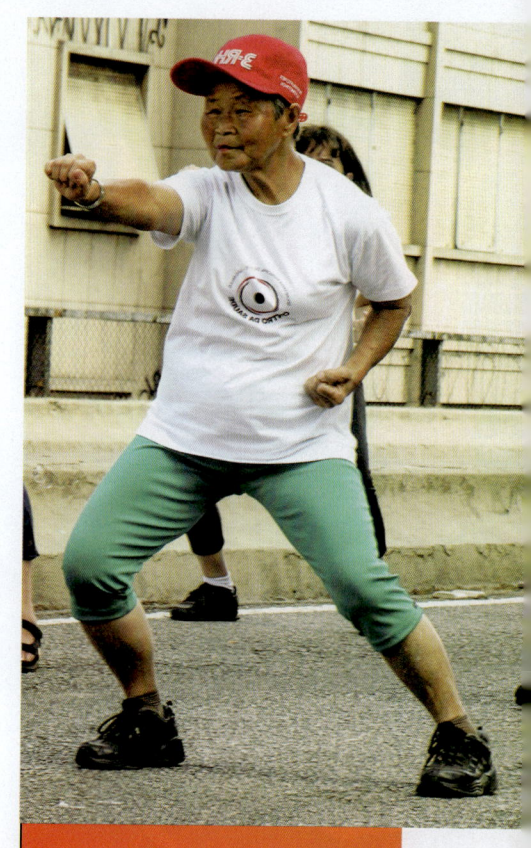

Prefeituras de vários municípios oferecem o Lian Gong para prevenir doenças

BELO HORIZONTE: CAPITAL NACIONAL DA PRÁTICA

Uma das cidades brasileiras onde mais se pratica *Lian Gong* é Belo Horizonte, em Minas Gerais. A atividade corporal é promovida gratuitamente pela prefeitura em 196 localidades. Ao todo, são 255 instrutores e 10 mil praticantes. Em 2017, a capital celebrou 10 anos que a técnica é ensinada no Sistema Único de Saúde (SUS). Para comemorar, um grande encontro reuniu 5 mil alunos na Arena Independência. Segundo uma pesquisa realizada por estudantes da Convibra, 90,81% dos praticantes na capital mineira são mulheres, sendo 58,12% acima de 60 anos. Cerca de 57% alegam ter notado melhoras na intensidade da dor após começarem a praticar o *Lian Gong*.

CAPÍTULO 3
QUAL O MELHOR MÉTODO PARA VOCÊ?

PRÁTICAS CORPORAIS

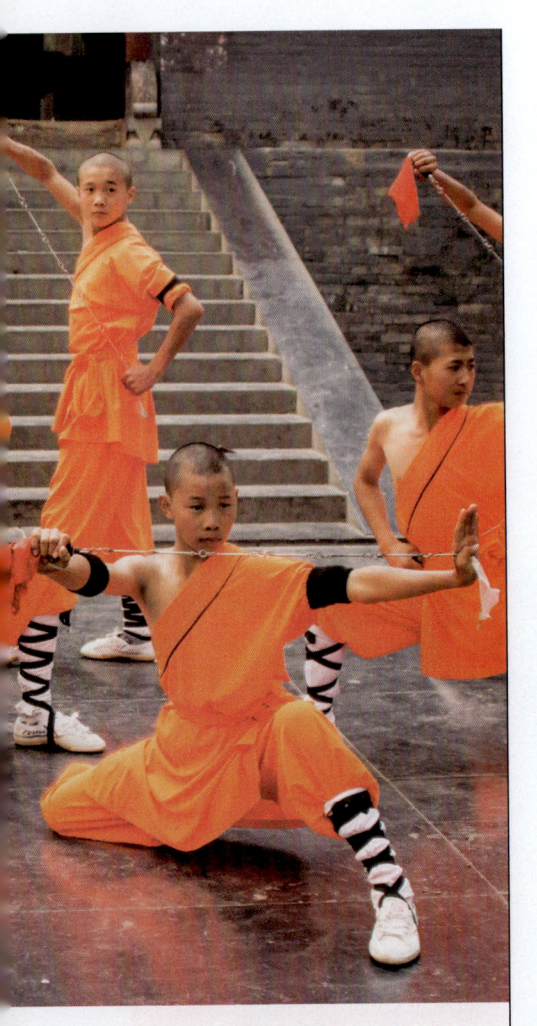

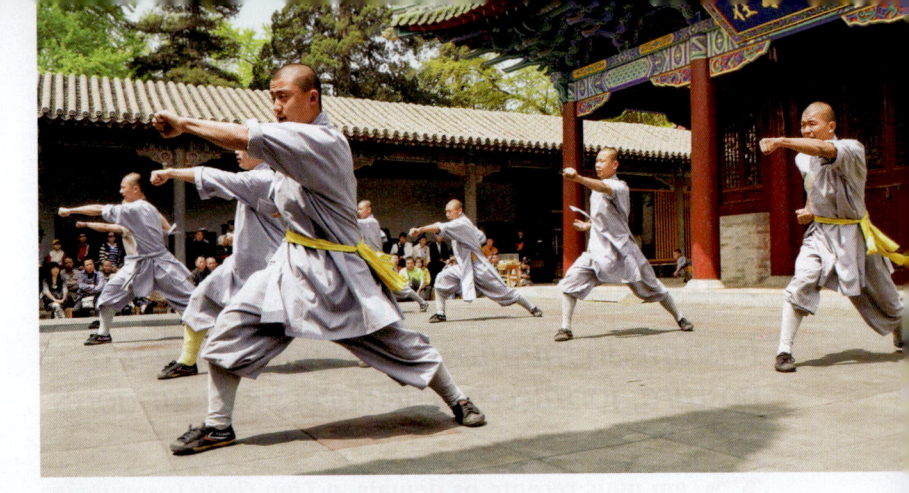

Ba Duan Jin

A essência chinesa em oito exercícios que fazem a energia fluir pelos meridianos

O termo chinês *Ba Duan Jin* significa "oito peças de brocado". Literalmente. O nome faz alusão aos movimentos que os praticantes devem realizar. "Os exercícios são lentos e contínuos. É como se movimentassem peças de tecido com as mãos e os pés", comenta Alencar. Já a escolha do brocado, uma seda de alta qualidade, tem relação com o fato de a prática valorizar a prevenção da saúde acima de tudo.

Não é possível determinar com exatidão quando essa técnica foi criada. De acordo com a Escola Brasileira de Medicina Chinesa (Ebramec), entretanto, acredita-se que este método tenha sido desenvolvido pelo General Yueh Fei durante o período da Dinastia Song (960 a 1276 d.C.). A intenção era manter a saúde e reforçar o físico de seus soldados, que lutavam contra o Japão.

O *Ba Duan Jin* é dividido em oito exercícios — como o próprio nome revela — e pode ser realizado por pessoas de qualquer idade. Isso porque é composto por posturas mais suaves, mesmo todas sendo realizadas em pé. Aqui, o segredo está na força interior. "Os movimentos são executados com o objetivo de fazer a energia fluir em trajetos específicos do corpo, nos chamados meridianos", diz Alencar.

Conhecido como uma prática terapêutica, o *Ba Duan Jin* pode melhorar a flexibilidade dos nervos, fortalecer os ossos, nutrir o Qi, aumentar a força, promover a circulação tanto do sangue quanto da energia nos meridianos e regular os órgãos internos. Além disso, os movimentos são bastante desafiadores para promover a saúde, mas sem deixar o praticante exausto.

Vale destacar que o *Ba Duan Jin* é uma prática incorporada pelo tradicionalíssimo *Qi Gong* e considerada essencial pelos chineses. "Por ser amplamente difundida, algumas posturas podem ter pequenas variações de escola para escola. Mas nada problemático", comenta Alencar.

KUNG FU SHAOLIN

Segundo Vicente Alencar, médico especialista em acupuntura e fitoterapia chinesa pelo Hospital das Clínicas da Faculdade de Medicina da USP, o *Ba Duan Jin* foi o exercício base que deu origem ao *Kung Fu Shaolin*, modalidade mais tradicional da arte marcial que nasceu justamente no Templo Shaolin, o famoso mosteiro budista. "Esta luta é bem difícil e atlética. Suas demonstrações sempre impressionam o público", revela Alencar. Na prática, a técnica é usada pelos mestres tanto como aquecimento quanto para resfriar o corpo, preparando o físico para os pesados exercícios que vêm a seguir.

Zhan Zhuang

Meditação, força e respiração ritmada para se ver firme como uma árvore

O Zhan Zhuang é popularmente conhecido como a "Postura da Árvore". Isso porque o movimento sugere abraçar um tronco com os braços. O nome do método faz referência à época em que o cavalo era um dos principais meios de transporte na China. Em frente a casas e estabelecimentos, tocos de madeira eram fincados ao chão e serviam para amarrar os animais. *Zhuang* era este objeto. Já *Zhan* significa "ficar em pé".

Difundido pelo mundo por Wang Xiang Zhai, mestre de artes marciais e criador do método *Yi Quan*, o *Zhan Zhuang* é uma mistura de meditação e força. Na prática, é um exercício estático em que o indivíduo deve se ver como uma árvore: os pés são as raízes, os braços representam os galhos e a cabeça é como se fosse a copa. A respiração é a chave desta técnica para conseguir um resultado satisfatório.

No começo, o ideal é se concentrar na postura durante dois minutos. Depois, você pode ir aumentando o tempo de acordo com suas condições físicas. Mas lembre-se: é importante manter a prática. Mais valem 10 minutos diários dedicados do que uma vez ao mês.

De acordo com Vicente Alencar, médico especialista em acupuntura e fitoterapia chinesa, o *Zhan Zhuang* pode ser praticado por qualquer pessoa, inclusive sozinho: "Além da resistência física, a postura induz a um estado meditativo e um fluxo de energia perfeito para a saúde". Entre os benefícios da prática estão: relaxamento, controle da pressão arterial, calma e aumento de energia, lembrando que essa postura costuma ser incorporada a outras práticas chinesas, como o *Tai Chi Chuan*, o *Qi Gong* e a meditação taoista *Tao Yin*.

TAO: O IOGA CHINÊS

O *Raya Yoga* é conhecido também como o ioga real, a ligação mais nobre entre a alma do ser humano e Deus. Vinda do hinduísmo, na Índia, essa prática de meditação treina a mente para que ela seja sua amiga. O mais interessante, no entanto, é que essa técnica dispõe de uma versão *Made in China*. Chamado de *Tao Yoga*, o método mistura ensinamentos do ioga, do budismo e do *Vajra Mushti* indiano com práticas chinesas milenares, a exemplo do xamanismo chinês, das antigas técnicas de combate e da própria medicina. Assim como no ioga original, a prática chinesa liga o indivíduo com Deus. Entre os benefícios está o fato de controlar a mente e deixá-la mais calma. Vale lembrar ainda que o *Tao Yoga* foi difundido pelo mundo por Yang Luchan, o mesmo mestre que apresentou o *Tai Chi Chuan* ao Ocidente.

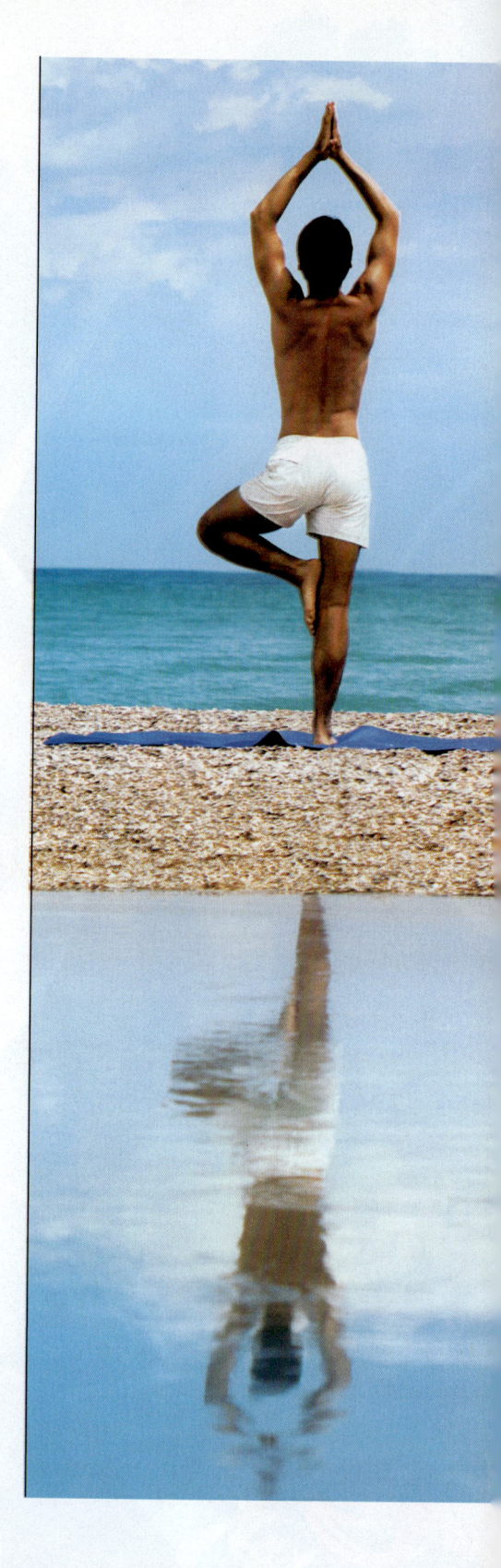

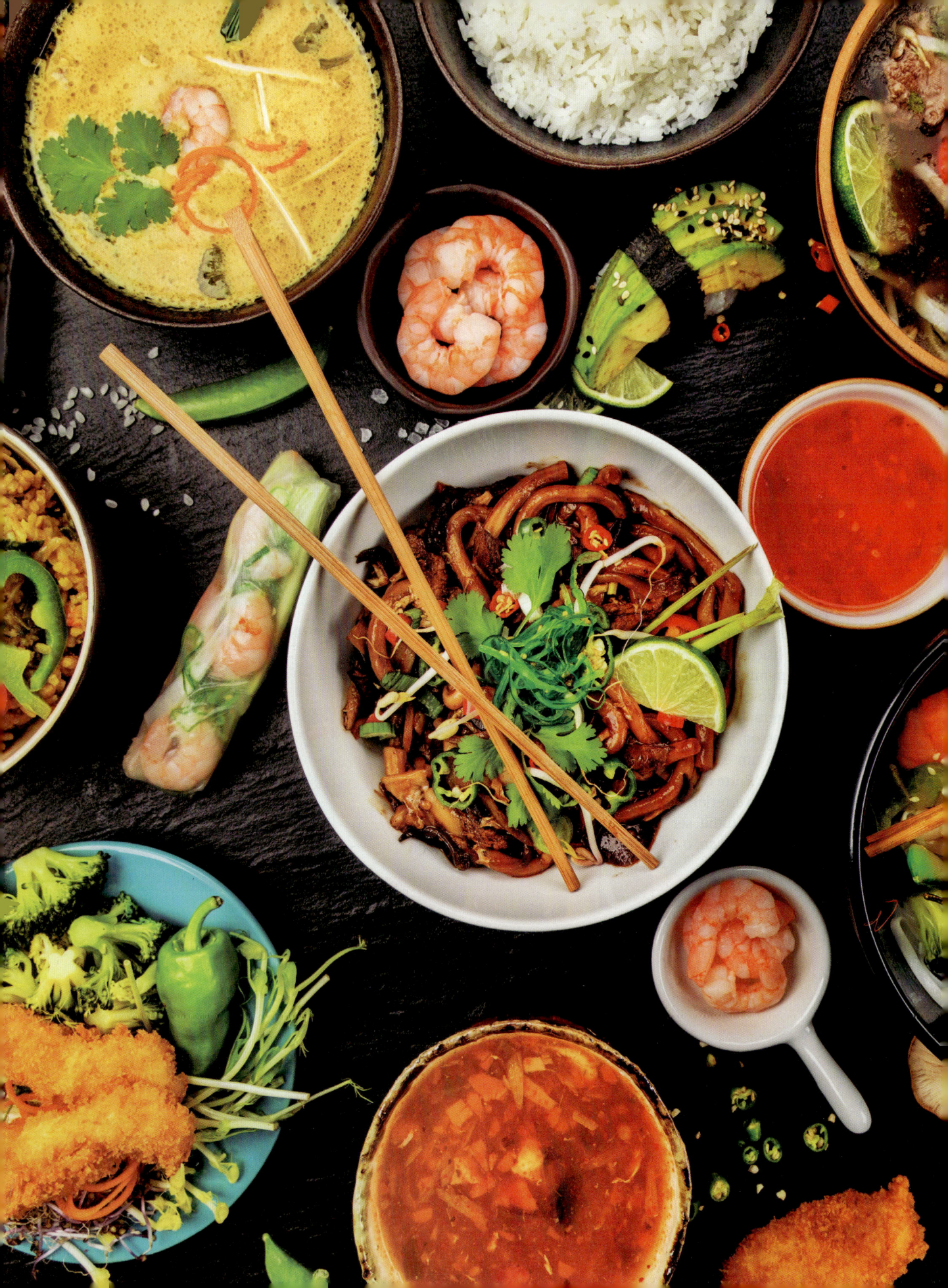

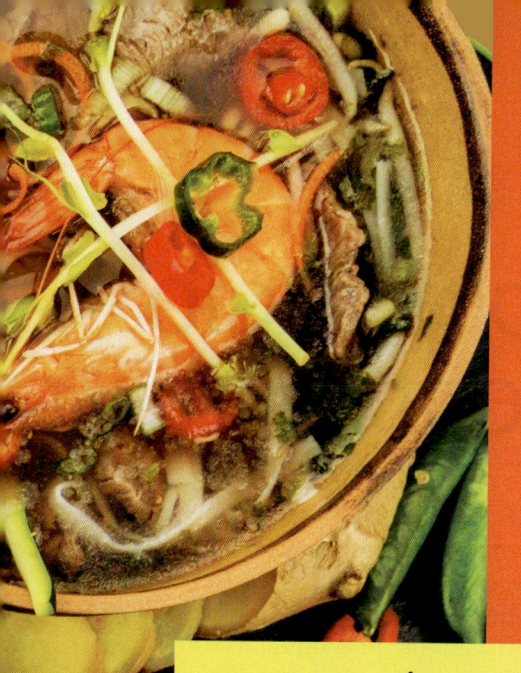

CAPÍTULO 4

PRATIQUE NO SEU *dia a dia*

Equilibre as energias *Yin* e *Yang* do seu organismo e mantenha a saúde escolhendo os alimentos certos segundo os princípios da dietoterapia

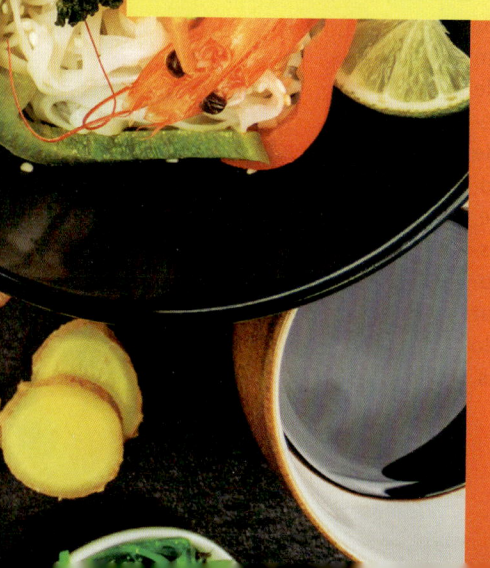

CAPÍTULO 4
PRATIQUE NO
SEU DIA A DIA

DIETOTERAPIA

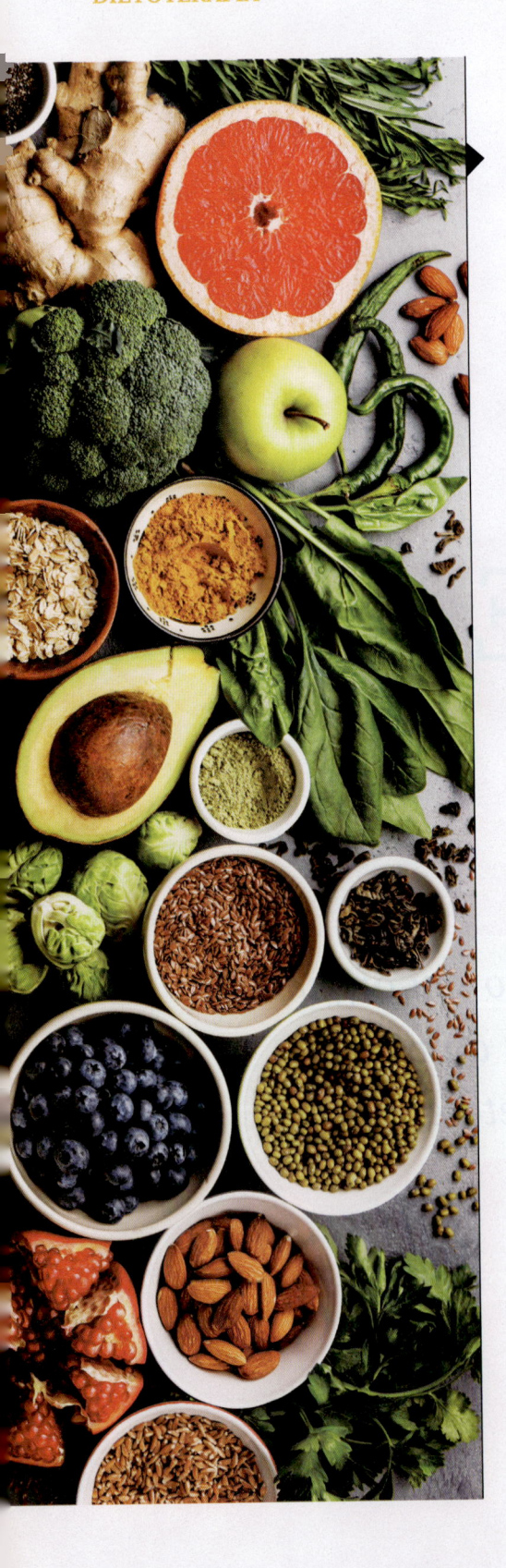

A cura por meio da alimentação

Quando uma pessoa é diagnosticada na China com desequilíbrio físico ou emocional, o primeiro recurso terapêutico adotado pelos médicos é intervir na alimentação. Baseados nos conhecimentos milenares da dietoterapia, esses profissionais previnem e tratam doenças sem receitar um único remédio. Recorrem apenas à combinação de ingredientes mais adequada à natureza de cada paciente, considerando todos os aspectos quantitativos, qualitativos e energéticos dos alimentos.

Para tanto, vários fatores são analisados: a escassez ou o excesso de cada item; o número e horário das refeições; a procedência e composição dos alimentos — inclusive a presença de conservantes, hormônios, o fato de ter sido cultivado com agrotóxicos ou manipulado geneticamente — e até o estado emocional em que a refeição é feita.

O conceito é semelhante ao de algumas tendências que só despontaram no Ocidente nas últimas décadas, como os princípios da nutrição comportamental (que aborda todos os aspectos sociais, fisiológicos e emocionais à mesa) e os da própria alimentação funcional. "A diferença entre uma corrente e outra é que a ocidental foca mais os componentes nutricionais e estruturais de cada alimento, enquanto que a oriental concentra-se na energia que ele transmite, bem como em suas relações com os órgãos do corpo e as emoções", esclarece a enfermeira e acupunturista Marli de Mario Porto, professora de dietoterapia na Escola Oriental EOMA e no Colégio Brasileiro de Acupuntura (CBA).

Para a Medicina Tradicional Chinesa, é o desequilíbrio energético a causa de todos os nossos males. E essa sabedoria não vem de agora: enquanto o conceito de alimento funcional – que traz benefícios à saúde, muito além de nutrir – ainda é novidade nas sociedades ocidentais, no Oriente, há mais de 3 mil anos os profissionais da área médica vêm reunindo esforços para catalogar todo tipo de comida de acordo com suas propriedades curativas.

Há 3 mil anos, os chineses catalogam ingredientes de acordo com suas funções no organismo

Yin e Yang em equilíbrio

A dietoterapia é o primeiro recurso a ser utilizado quando o médico percebe que o paciente está doente

Um dos principais fundamentos da dietoterapia chinesa é o equilíbrio entre as energias *Yin* e *Yang*, que são opostas e complementares. O *Yin* representa a escuridão, o princípio passivo, feminino, frio e noturno. Já o *Yang* representa a luz, o princípio ativo, masculino, quente e claro. De acordo com esses conhecimentos, um indivíduo em que a energia *Yang* predomina tende a falar mais alto, gesticular, sentir muito calor e se irritar com facilidade. Já aquele em que o *Yin* parece ser a força de maior intensidade possui características completamente opostas.

Para os chineses, os alimentos são uma alternativa eficaz de interferir nesse processo de interação entre as duas energias, corrigindo-as quando necessário. Afinal, carregando também suas próprias características, os alimentos são capazes de reforçar, neutralizar ou enfraquecer essas forças. "Na medicina chinesa, a alimentação é sempre o primeiro recurso a ser utilizado quando percebemos que a pessoa está doente. Depois é que vêm a fitoterapia, a massagem e a acupuntura, nessa ordem", explica Orlando Gonçalves, médico fundador do Instituto de Acupuntura do Rio de Janeiro (IARJ).

Os chineses acreditam que os alimentos classificados como *Yang* aumentam o calor do corpo (aceleram o metabolismo) e os ingredientes *Yin* refrescam, desacelerando o metabolismo. Por isso, deve-se ingerir os dois tipos de comida para manter o equilíbrio. Uma pessoa que coma em demasia alimentos *Yang*, por exemplo, pode sofrer de acne e mau hálito, enquanto que a falta dessa energia pode torná-la letárgica ou anêmica.

Para estabelecer quais alimentos são mais indicados em cada caso, os adeptos da dietoterapia os classificam de acordo com seu sabor (azedo, amargo, adocicado, picante e salgado), as sensações térmicas que provocam no organismo (quente, fria, morna e fresca), suas cores (verde, amarela, vermelha, branca e escura), entre outras características, como a capacidade de secar ou umedecer o organismo.

Os médicos e nutricionistas que seguem esse modelo terapêutico, portanto, cruzam uma grande diversidade de informações antes de prescrever a dieta. "Para um diagnóstico preciso dos desequilíbrios energéticos de um paciente, o primeiro passo é fazer uma relação detalhada dos alimentos que ele costuma ingerir. Depois, bastará aumentar o que está deficiente e reduzir o que está em excesso", explica Yu Tao, professor do curso de pós-graduação em Terapêutica Chinesa na Universidade do Sul de Santa Catarina (Unisul).

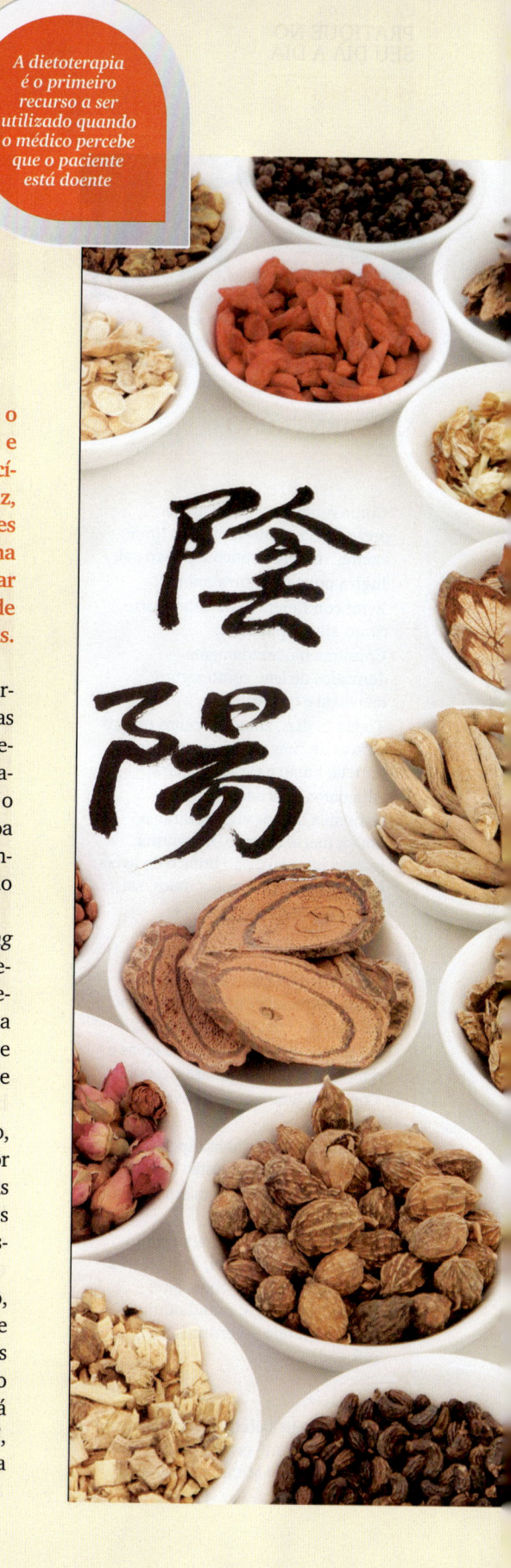

A TRADIÇÃO ORIENTAL QUE CURA DIVERSOS MALES

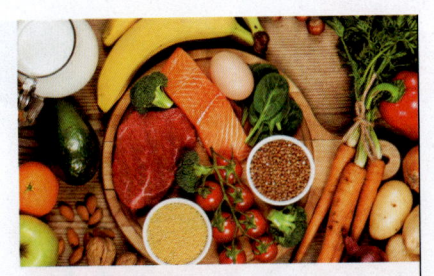

CAPÍTULO 4
PRATIQUE NO SEU DIA A DIA
DIETOTERAPIA

DICAS DE ALIMENTAÇÃO

PARA *YANG*:
- Coma muita salada crua, de preferência temperada com limão, azeite, vinagre branco e pouco sal;
- Ingira pouca gordura animal;
- Evite condimentos de sabor forte, como alho e pimenta;
- Consuma moderadamente derivados de leite como iogurte, manteiga e queijo;
- Todos os dias, beba ao menos quatro xícaras de chás refrescantes, como hortelã, limão e capim-cidreira;
- Alimentos indicados: chá de camomila, folhas verdes, laranja, limão, maçã, mamão, margarina, massas integrais, pão branco de aveia *light*, pepino, queijos amarelos, sal (com moderação).

PARA *YIN*:
- Prefira frutas neutras, como a maçã, especialmente se estiverem assadas ou cozidas com canela;
- Ao preparar carnes, abuse de ervas e temperos como alho, salsa e cebola;
- Consuma leite e seus derivados com moderação;
- Evite massas e farinhas. Apenas pão de centeio e torradas estão liberados;
- Procure não combinar muitos legumes em uma mesma sopa;
- Alimentos indicados: abobrinha, açúcar mascavo, alho, chá de erva-doce, café, cebola, chocolate, frango, manteiga, mandioquinha, pão de centeio e verduras refogadas.

INGREDIENTES NEUTROS:
- Arroz, azeite, batata, beterraba, carne magra, cenoura, ervilha, feijão, mamão, queijo Minas, entre outros.

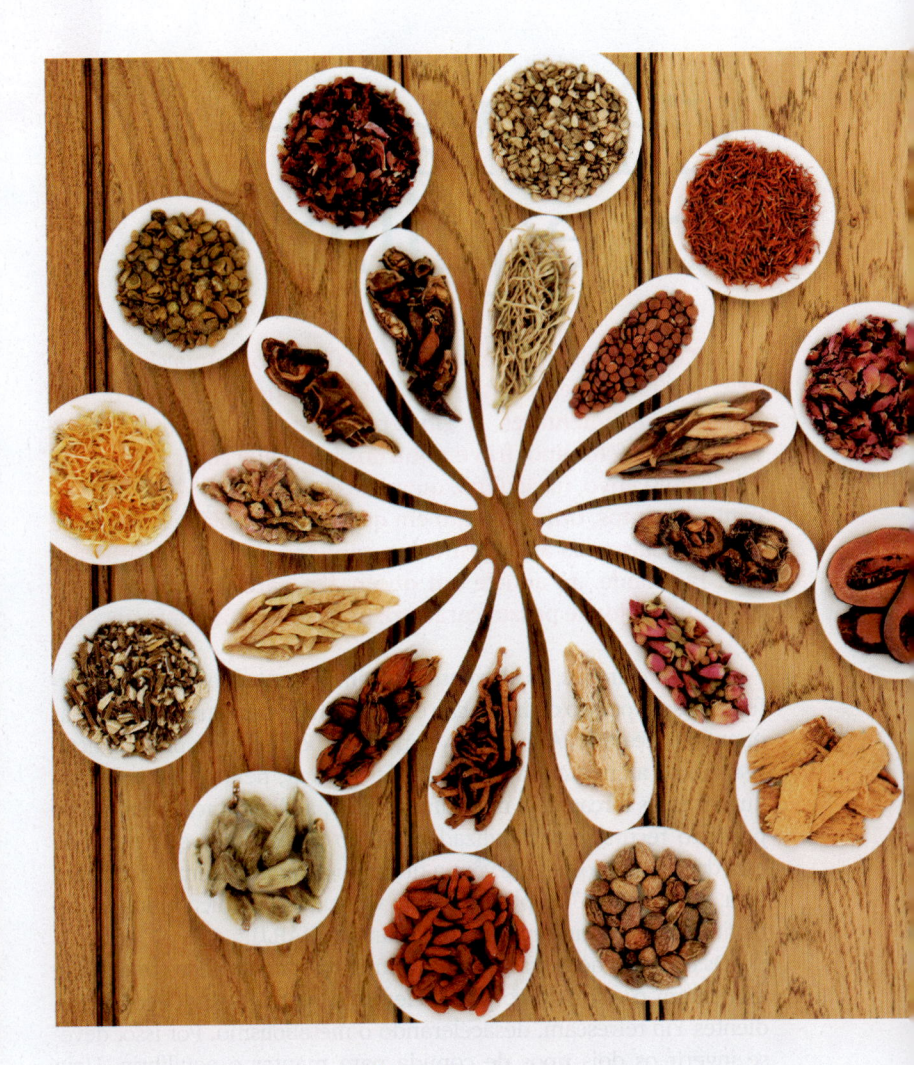

SABOR, SENSAÇÕES E CORES

A dietoterapia também propõe um olhar global, integrado, do ser humano. A medicina chinesa parte do princípio de que o psíquico está intimamente ligado ao físico, de modo que um influencia o outro de maneira decisiva. Por conta dessa abordagem, a técnica oriental com foco na alimentação atua sempre na causa dos problemas, em vez de combater apenas os sintomas. "Uma pessoa que chega ao consultório estressada ou ansiosa demais, por exemplo, para nós já está doente. Afinal, as emoções atrapalham as funções dos órgãos e, com o tempo, acabam precipitando consequências físicas", pondera Gonçalves.

Por causa dessa característica, a terapêutica pode ser considerada uma medida preventiva, já que permite intervir até antes do aparecimento de uma enfermidade. O estímulo será dado pela alimentação e, embora cada dieta tenha sua especificidade, alguns princípios básicos da técnica valem para todos e podem ser aplicados no dia a dia, de modo a garantir mais saúde. Confira:

Os 8 mandamentos da dietoterapia

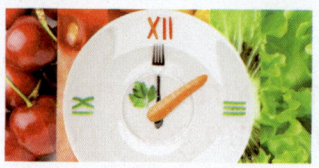

1 FIQUE DE OLHO NO PERÍODO DO DIA
Durante o dia *(Yang)*, a dietoterapia orienta o consumo de alimentos que crescem para o alto, como frutas e grãos. À noite *(Yin)*, deve-se dar preferência aos que crescem para baixo, como raízes e tubérculos.

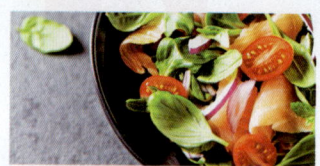

2 COMA ALIMENTOS LEVES À NOITE
Os chineses defendem que o café da manhã e o almoço devem ser as refeições mais fartas. Já no jantar, qualquer excesso deve ser evitado. Esse é o período em que predomina o *Yin*, quando a digestão começa a ficar mais difícil. Então, o ideal é que a alimentação seja leve, para garantir uma boa noite de sono e mais disposição ao despertar.

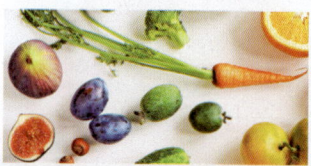

3 CONHEÇA A FUNÇÃO DE CADA VEGETAL
Os grãos proporcionam estabilidade, as verduras trazem vitalidade, enquanto as frutas têm a função básica de eliminar as toxinas e refrescar.

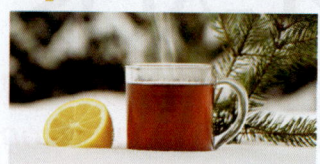

4 ADEQUE A ALIMENTAÇÃO AO CLIMA
As condições climáticas são consideradas pelos praticantes da Medicina Tradicional Chinesa no momento de orientar a alimentação. Devem-se evitar os choques térmicos, adequando, sempre que possível, a temperatura da comida ao clima. "Em dias muito quentes, passe longe dos alimentos frios ou gelados, a menos que eles estejam acompanhados de outros pratos mornos. Nos dias de baixa temperatura, por sua vez, evite pratos excessivamente quentes, a menos que estejam combinados com alimentos frescos", adverte Tao. Além disso, os adeptos da dietoterapia devem suprimir o consumo de mantimentos crus à noite, quando a temperatura ambiente, em geral, é mais baixa.

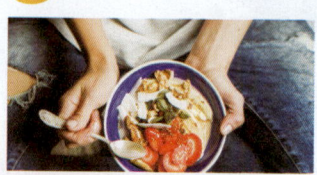

5 MASTIGUE SEM PRESSA
A mastigação é outro ponto fundamental para que os objetivos da dietoterapia possam ser plenamente correspondidos. "Triture bem os alimentos, para que os órgãos possam absorver seus sabores correspondentes", indica Gonçalves.

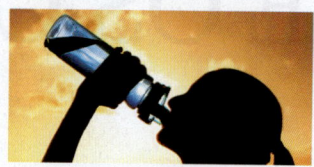

6 BEBA BASTANTE ÁGUA
A água é um componente fundamental do plano alimentar oriental. "Não passe mais do que uma hora sem beber um gole enquanto estiver acordado, todos os dias, pelo resto da vida", ensina Yu Tao.

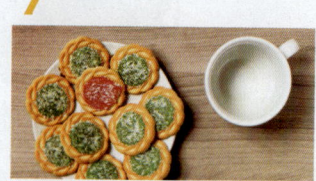

7 EVITE LÍQUIDOS COM A COMIDA
Bebidas acompanhando as refeições são completamente contraindicadas. "Se a pessoa realmente precisar beber enquanto se alimenta, que seja água sem gelo, em pequenos goles, para não prejudicar a digestão", indica Tao.

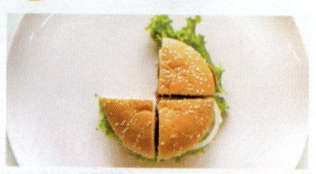

8 FRACIONE AS REFEIÇÕES
Pequenos lanches também são indicados nos intervalos. "Quando fracionamos menos a alimentação, a tendência é comermos mais a cada refeição. Com isso, sobrecarregamos o baço e o pâncreas", diz o médico Orlando Gonçalves.

CAPÍTULO 4
PRATIQUE NO
SEU DIA A DIA

DIETOTERAPIA

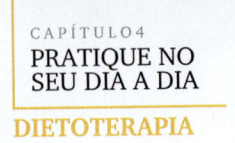

OS SABORES E OS ÓRGÃOS

Cada paladar está relacionado à função de uma parte do nosso corpo. Por isso, o excesso de alimentos com o mesmo gosto pode desequilibrar o organismo. "Esse conhecimento permite ao médico intervir, por meio da alimentação, em um sistema deficiente", explica Marli de Mario Porto, enfermeira e professora de dietoterapia. Veja a relação:

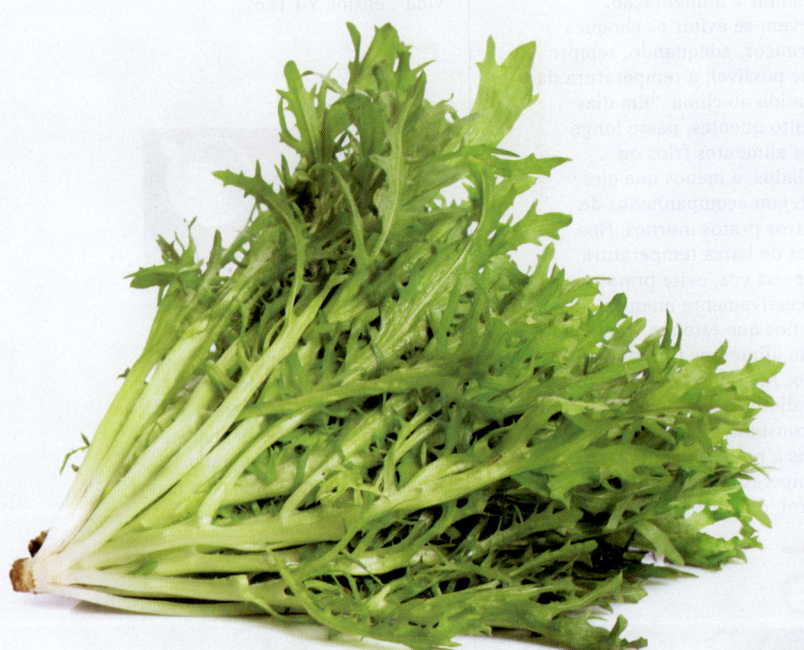

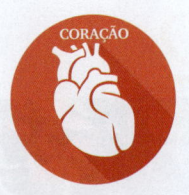

CORAÇÃO

SABOR AMARGO
Órgão que ajuda a tratar: coração.
Órgão que prejudica: pulmão.
Quando em excesso: altera pele e pelos.
Alimentos com essa característica: alface, almeirão, chicória, escarola, espinafre, rúcula, jiló, ruibarbo e soja, além dos chás de bardana, boldo, flor de laranjeira, casca seca de tangerina e valeriana.

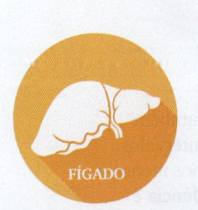

FÍGADO

SABOR AZEDO
Órgão que ajuda a tratar: fígado.
Órgão que prejudica: baço.
Quando em excesso: altera músculos (tônus) e lábios.
Alimentos com essa característica: azeitona, damasco, laranja, limão, manga, pera, queijo branco, tomate e uva.

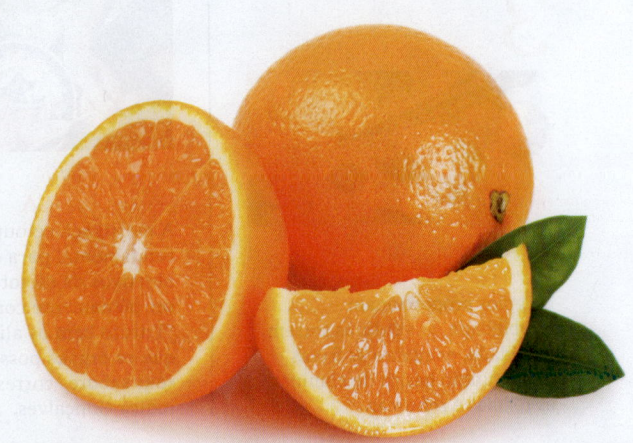

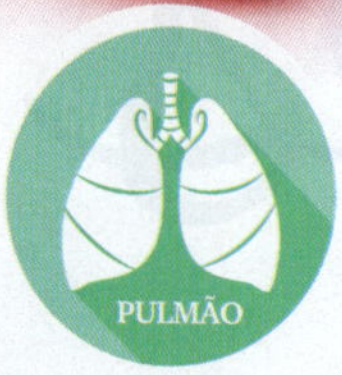

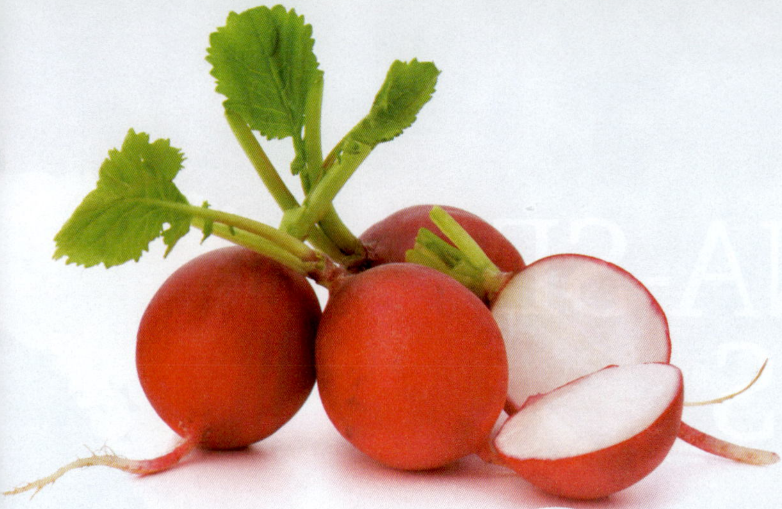

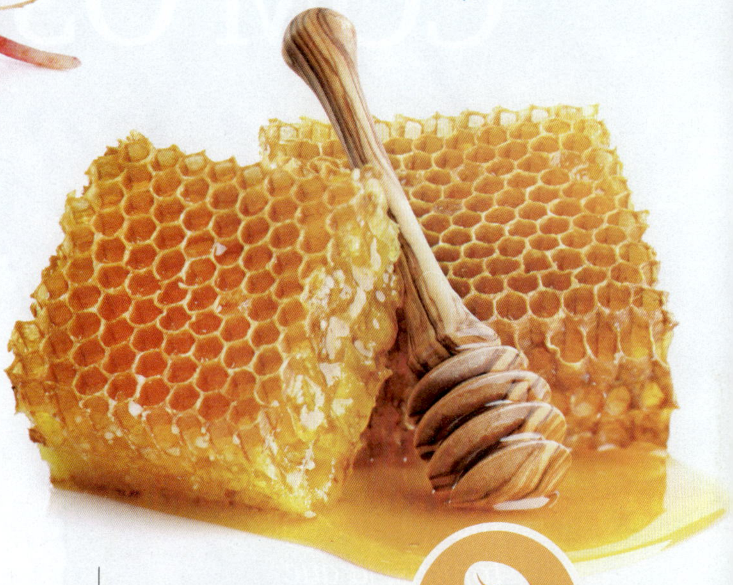

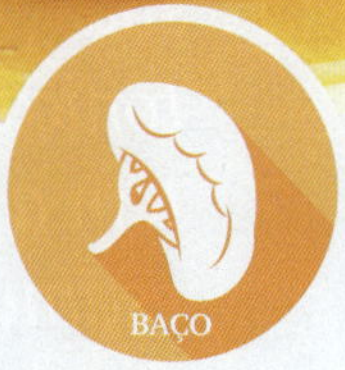

SABOR PICANTE
Órgão que ajuda a tratar: pulmão.
Órgão que prejudica: fígado.
Quando em excesso: altera músculos e unhas.
Alimentos com essa característica: alho, alho-poró, canela, cebola, cebolinha, nabo, orégano, pimenta, pimenta-do-reino, pistache e rabanete, além de chás de hortelã e de casca seca de laranja.

SABOR ADOCICADO
Órgão que ajuda a tratar: baço.
Órgão que prejudica: rim.
Quando em excesso: altera ossos e cabelos.
Alimentos com essa característica: abóbora, abobrinha, alcachofra, arroz, batata, berinjela, carne de boi, *champignon*, couve-flor, espinafre, mamão, mel, figo, frango, ovo e peixe magro, além dos chás de alcaçuz e de erva-doce.

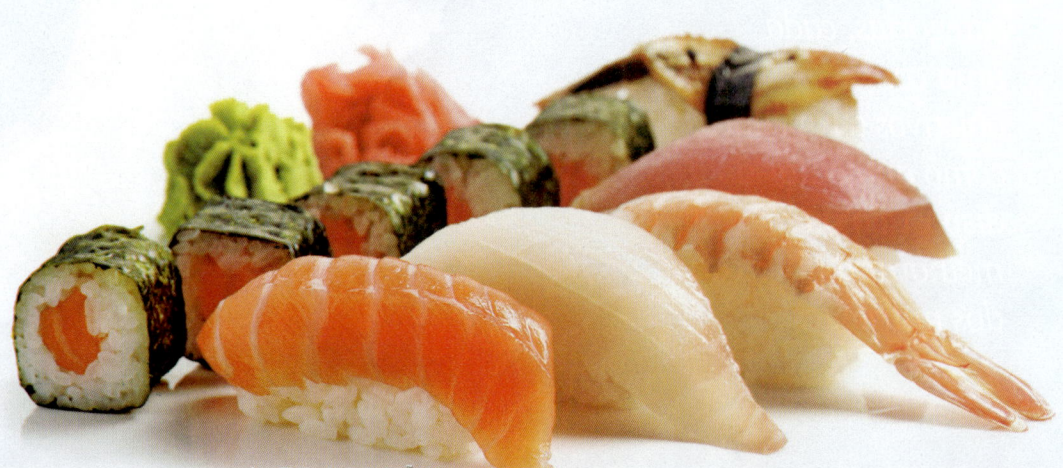

SABOR SALGADO
Órgão que ajuda a tratar: rim.
Órgão que prejudica: coração.
Quando em excesso: altera sangue e face.
Alimentos com essa característica: alga-marinha, *escargot*, feijão, frutas secas, marisco, ostra, camarão, ovo de codorna e peixes de água salgada.

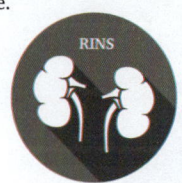

A TRADIÇÃO ORIENTAL QUE CURA DIVERSOS MALES

CAPÍTULO 4
PRATIQUE NO SEU DIA A DIA

DIETOTERAPIA

PREVINA-SE COM OS *tônicos*

Na medicina chinesa, alguns alimentos são reconhecidos por suas propriedades tônicas, já que têm a função de estimular o funcionamento da resposta imune do organismo, tratando e prevenindo doenças. Eles se dividem em categorias, cada uma com seus objetivos terapêuticos, como aumentar a disposição ou melhorar a absorção dos nutrientes

TÔNICO DE *YANG*
Para que serve: restabelece e mantém o calor do organismo, que pode estar em níveis baixos devido ao envelhecimento, a doenças crônicas ou a excessos sexuais.
Previne e trata: asma, rinite alérgica, insuficiência renal crônica, vitiligo, psoríase, osteoporose e diabetes melito.
Alimentos mais indicados: castanhas, canela, cravo-da-índia, erva-doce, lagosta, anis-estrelado, framboesa, camarão e morango.

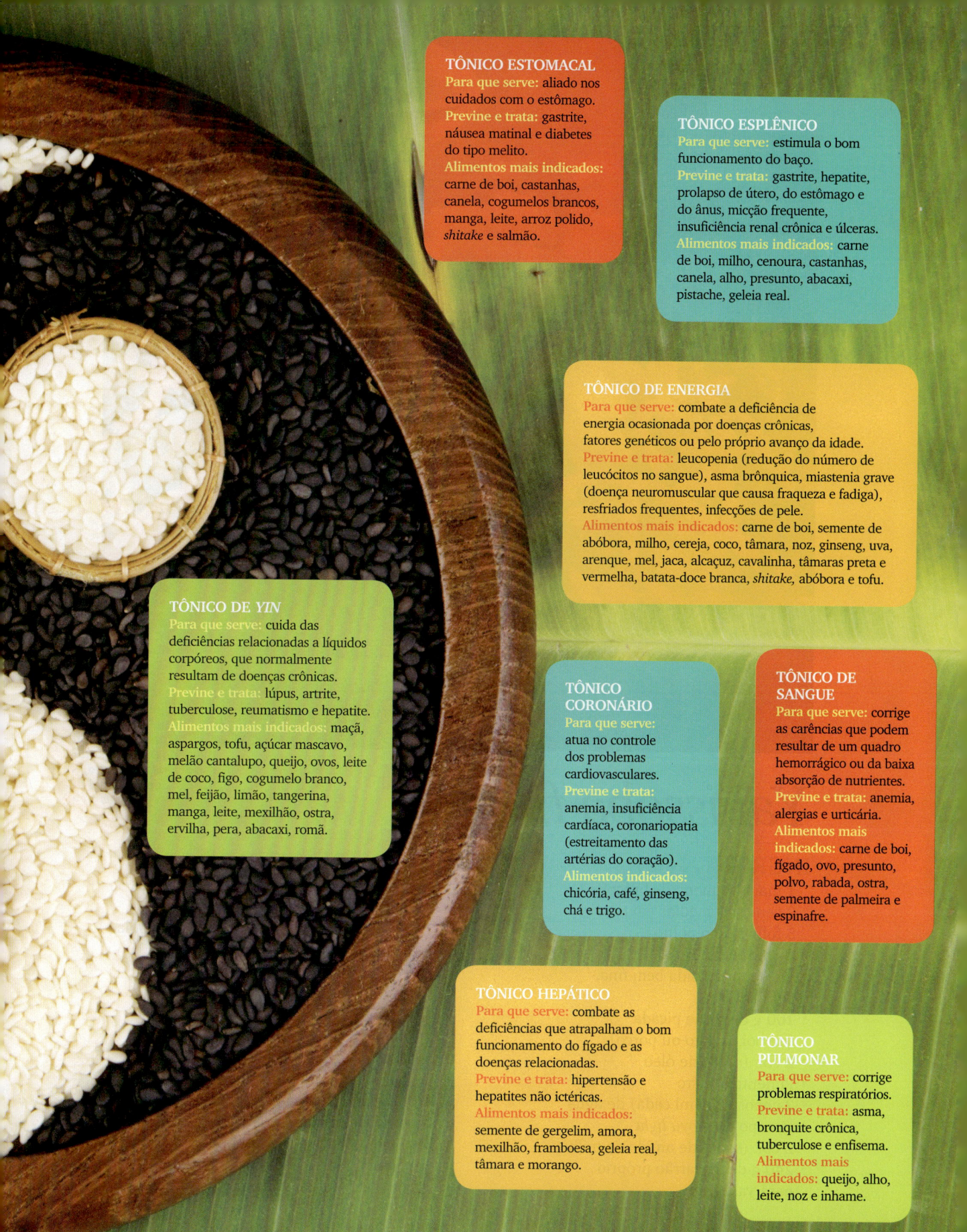

TÔNICO ESTOMACAL
Para que serve: aliado nos cuidados com o estômago.
Previne e trata: gastrite, náusea matinal e diabetes do tipo melito.
Alimentos mais indicados: carne de boi, castanhas, canela, cogumelos brancos, manga, leite, arroz polido, *shitake* e salmão.

TÔNICO ESPLÊNICO
Para que serve: estimula o bom funcionamento do baço.
Previne e trata: gastrite, hepatite, prolapso de útero, do estômago e do ânus, micção frequente, insuficiência renal crônica e úlceras.
Alimentos mais indicados: carne de boi, milho, cenoura, castanhas, canela, alho, presunto, abacaxi, pistache, geleia real.

TÔNICO DE ENERGIA
Para que serve: combate a deficiência de energia ocasionada por doenças crônicas, fatores genéticos ou pelo próprio avanço da idade.
Previne e trata: leucopenia (redução do número de leucócitos no sangue), asma brônquica, miastenia grave (doença neuromuscular que causa fraqueza e fadiga), resfriados frequentes, infecções de pele.
Alimentos mais indicados: carne de boi, semente de abóbora, milho, cereja, coco, tâmara, noz, ginseng, uva, arenque, mel, jaca, alcaçuz, cavalinha, tâmaras preta e vermelha, batata-doce branca, *shitake,* abóbora e tofu.

TÔNICO DE YIN
Para que serve: cuida das deficiências relacionadas a líquidos corpóreos, que normalmente resultam de doenças crônicas.
Previne e trata: lúpus, artrite, tuberculose, reumatismo e hepatite.
Alimentos mais indicados: maçã, aspargos, tofu, açúcar mascavo, melão cantalupo, queijo, ovos, leite de coco, figo, cogumelo branco, mel, feijão, limão, tangerina, manga, leite, mexilhão, ostra, ervilha, pera, abacaxi, romã.

TÔNICO CORONÁRIO
Para que serve: atua no controle dos problemas cardiovasculares.
Previne e trata: anemia, insuficiência cardíaca, coronariopatia (estreitamento das artérias do coração).
Alimentos indicados: chicória, café, ginseng, chá e trigo.

TÔNICO DE SANGUE
Para que serve: corrige as carências que podem resultar de um quadro hemorrágico ou da baixa absorção de nutrientes.
Previne e trata: anemia, alergias e urticária.
Alimentos mais indicados: carne de boi, fígado, ovo, presunto, polvo, rabada, ostra, semente de palmeira e espinafre.

TÔNICO HEPÁTICO
Para que serve: combate as deficiências que atrapalham o bom funcionamento do fígado e as doenças relacionadas.
Previne e trata: hipertensão e hepatites não ictéricas.
Alimentos mais indicados: semente de gergelim, amora, mexilhão, framboesa, geleia real, tâmara e morango.

TÔNICO PULMONAR
Para que serve: corrige problemas respiratórios.
Previne e trata: asma, bronquite crônica, tuberculose e enfisema.
Alimentos mais indicados: queijo, alho, leite, noz e inhame.

A TRADIÇÃO ORIENTAL QUE CURA DIVERSOS MALES

CAPÍTULO 4
PRATIQUE NO SEU DIA A DIA
RECEITAS

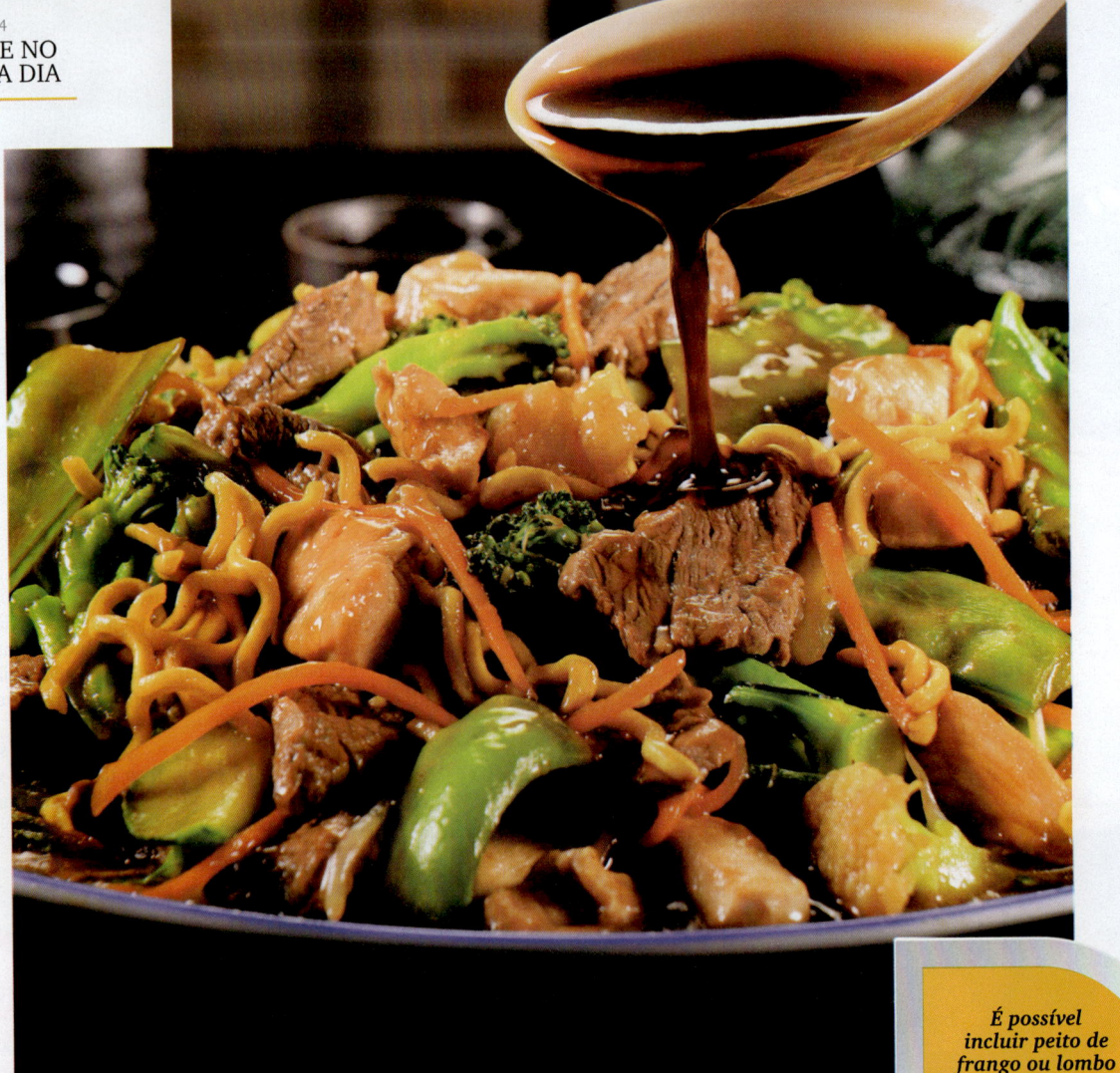

Yakissoba fit

É possível incluir peito de frango ou lombo de porco fatiado nesta receita, que rende 4 porções

INGREDIENTES

- 1 maço pequeno de brócolis
- 2 cenouras médias em tiras
- 5 folhas de repolho cortadas em tiras
- ½ cebola cortada bem fina, em meia-lua
- 100 g de carne picada (de boi, frango ou porco)
- 2 col. (sopa) de óleo
- Pimenta a gosto
- 2 copos (250 ml cada) de água
- ½ copo de *shoyu light*
- 2 col. (sopa) de amido de milho
- 240 g de macarrão próprio para *yakissoba*

MODO DE PREPARO

1) Cozinhe o macarrão até ficar *al dente*. Escorra e reserve.
2) Refogue a carne no azeite com a cebola.
3) Acrescente os legumes picados ao refogado e espere até ficarem cozidos, mas não muito moles.
4) Dilua o molho *shoyu* em um pouco de água com o amido de milho. Despeje sobre o refogado e mexa bem até o molho engrossar.
5) Adicione o macarrão previamente cozido, misture bem, desligue o fogo e finalize com cebolinha picada. Não é necessário temperar com sal por causa do molho de soja.

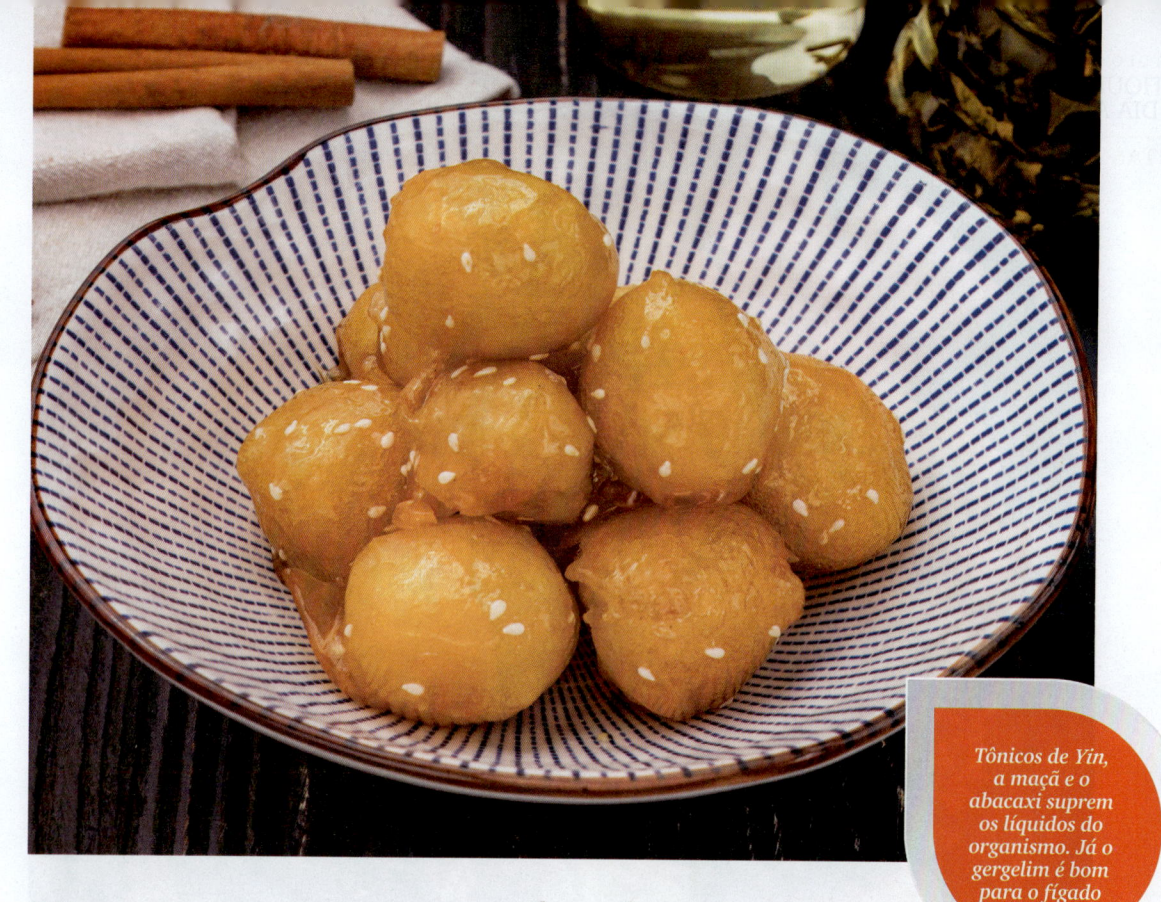

Frutas carameladas

Tônicos de Yin, a maçã e o abacaxi suprem os líquidos do organismo. Já o gergelim é bom para o fígado

INGREDIENTES

- 2 maçãs médias descascadas, sem sementes e cortadas em oito pedaços
- Meio abacaxi cortado em cubos ou 4 bananas firmes, cortadas diagonalmente em fatias de 2 cm
- 1 e 1/3 de xíc. (chá) de água
- 1/3 de xíc. (chá) de farinha de trigo
- 1/4 de xíc. (chá) de fermento em pó
- 2 xíc. (chá) de açúcar
- ½ xíc. (chá) de glucose de milho
- ¼ de xíc. (chá) de sementes de gergelim
- Óleo para untar e fritar
- Água gelada
- 1 pitada de sal

MODO DE PREPARO

1) Em uma tigela, bata 1/3 de xíc. (chá) de água, a farinha, o fermento e o sal até obter um creme homogêneo.
2) Coloque óleo em uma frigideira até dar 3 cm de profundidade e aqueça.
3) Mergulhe as maçãs no creme e mexa para ficarem bem cobertas.
4) Com o auxílio de uma escumadeira, retire os pedaços de maçã, um de cada vez, e deixe o excesso do creme escorrer.
5) Frite os pedaços no óleo, virando-os de vez em quando até dourarem uniformemente.
6) Escorra-os em papel absorvente e repita o processo com os pedaços de abacaxi ou de banana.
7) Misture 1 xíc. (chá) de água com a glucose de milho e o açúcar em uma panela. Leve ao fogo, sem mexer, e deixe ferver até ficar dourada. Para verificar se atingiu o ponto certo, coloque um pouco dessa calda em água bem fria. A mistura deverá se partir em fios quebradiços. Então, abaixe o fogo e adicione o gergelim.
8) Mergulhe os pedaços de fruta empanados na calda quente, um de cada vez, retire no mesmo instante e coloque-os em uma travessa untada com óleo, tendo o cuidado de não deixar um pedaço encostar no outro.
9) Ao servir, mergulhe cada pedaço de fruta caramelada em água gelada para endurecer e esfriar a calda.

CAPÍTULO 4
PRATIQUE NO SEU DIA A DIA
RECEITAS

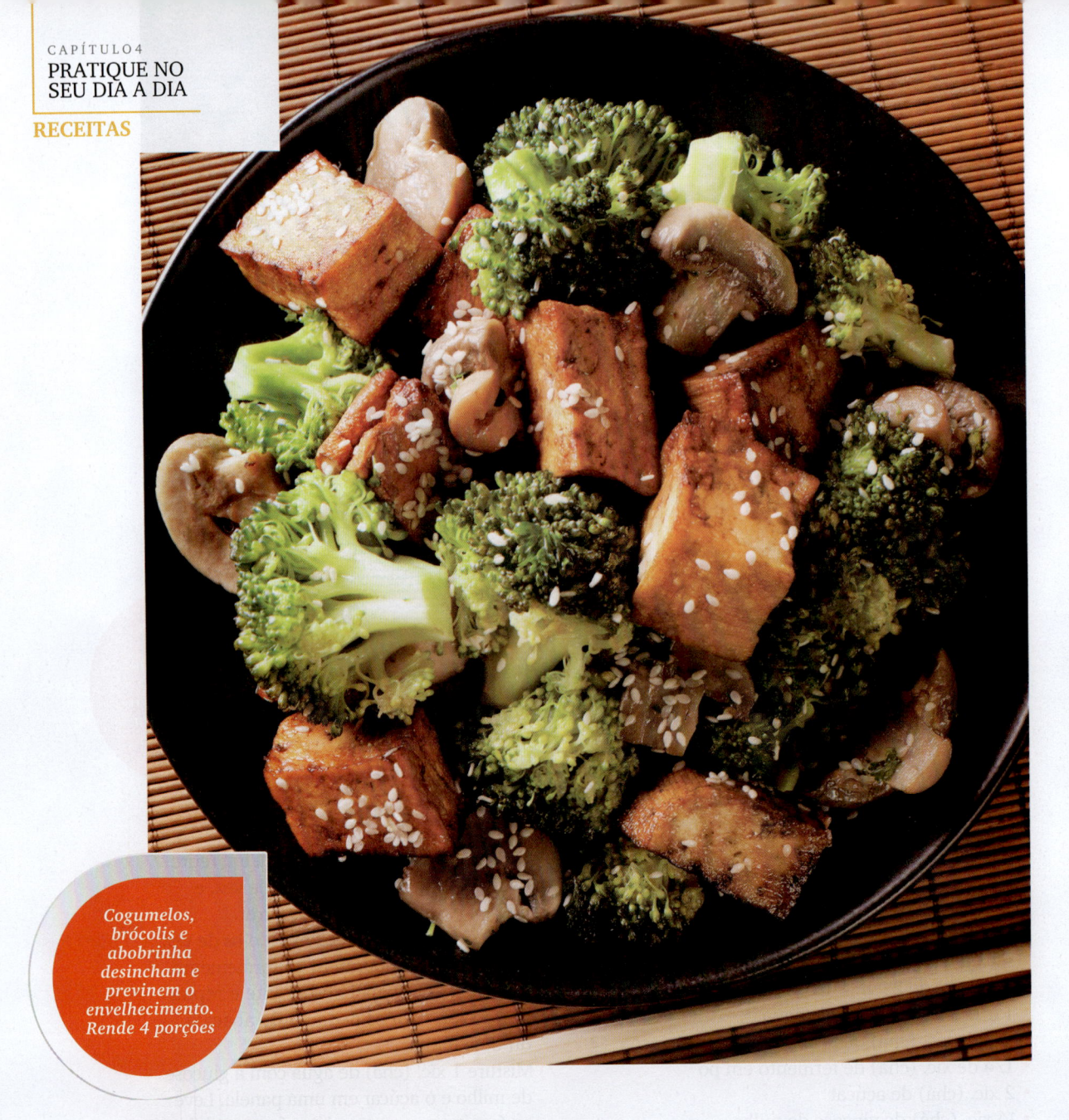

Cogumelos, brócolis e abobrinha desincham e previnem o envelhecimento. Rende 4 porções

Tofu à jardineira

INGREDIENTES
- 2 xíc. (chá) de tofu cortado em cubos médios
- 2 xíc. (chá) de cogumelos frescos em lâminas finas
- 1 col. (chá) de óleo
- 2 xíc. (chá) de alho-poró em rodelas
- 1 xíc. (chá) de brócolis picados
- 1 xíc. (chá) de abobrinha em cubos
- 2 col. (sopa) de cebolinha picada
- 1 col. (café) de sal

MODO DE PREPARO
1) Coloque o óleo em uma frigideira e refogue o alho-poró, mexendo até ficar macio.
2) Acrescente os cogumelos, os brócolis, a abobrinha e deixe cozinhando em fogo baixo por volta de 15 minutos ou até que os legumes estejam cozidos.
3) Adicione a cebolinha, o tofu e o sal. Sirva.

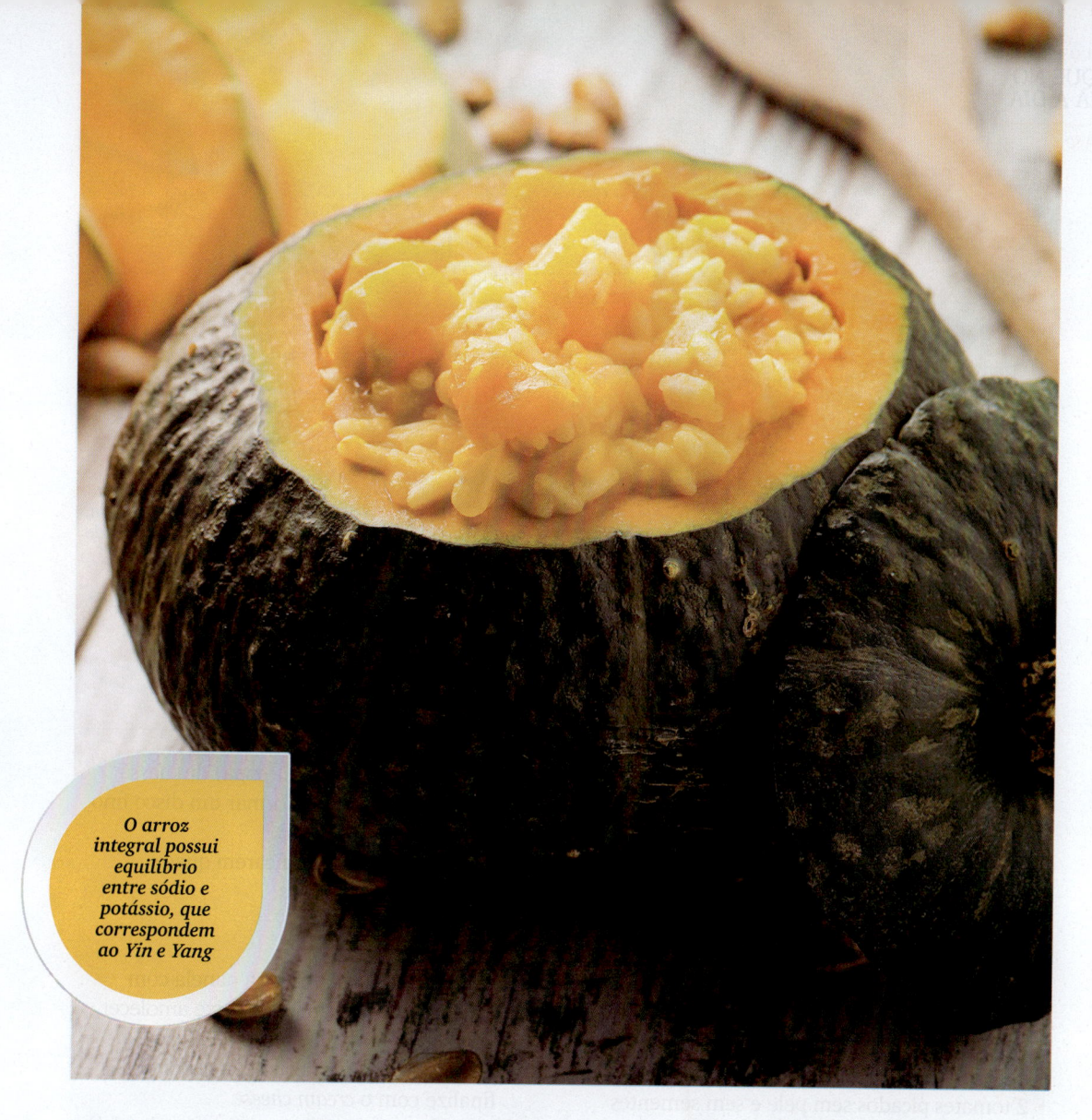

O arroz integral possui equilíbrio entre sódio e potássio, que correspondem ao Yin e Yang

Risoto de abóbora *hokkaido*

INGREDIENTES
- 1 taça de arroz integral redondo
- 2 fatias de abóbora *hokkaido*
- 1 cebola pequena
- 100 ml de natas de aveia
- 1 dente de alho
- Óleo de gergelim ou azeite
- Sal marinho a gosto
- 1 col. (sopa) de shoyu
- 1 col. (sopa) de sementes de gergelim pretas

MODO DE PREPARO
1) Refogue a abóbora *hokkaido*, a cebola cortada em cubos pequenos e 1 dente de alho ralado, durante 5 minutos, no óleo de gergelim.
2) Acrescente um pouco de água, 1 pitada de sal e cozinhe por mais 10 minutos, em fogo médio, ou até que a abóbora fique bem cozida.
3) Junte o arroz cozido e ½ xíc. (chá) de água.
4) Adicione as natas de aveia (ou algum creme de leite vegetal), o shoyu, misture bem todos os ingredientes e cozinhe durante 5 a 7 minutos.
5) Se apreciar, polvilhe com sementes de gergelim e cebolinha ou salsinha picada.

A TRADIÇÃO ORIENTAL QUE CURA DIVERSOS MALES

CAPÍTULO 4
PRATIQUE NO SEU DIA A DIA
RECEITAS

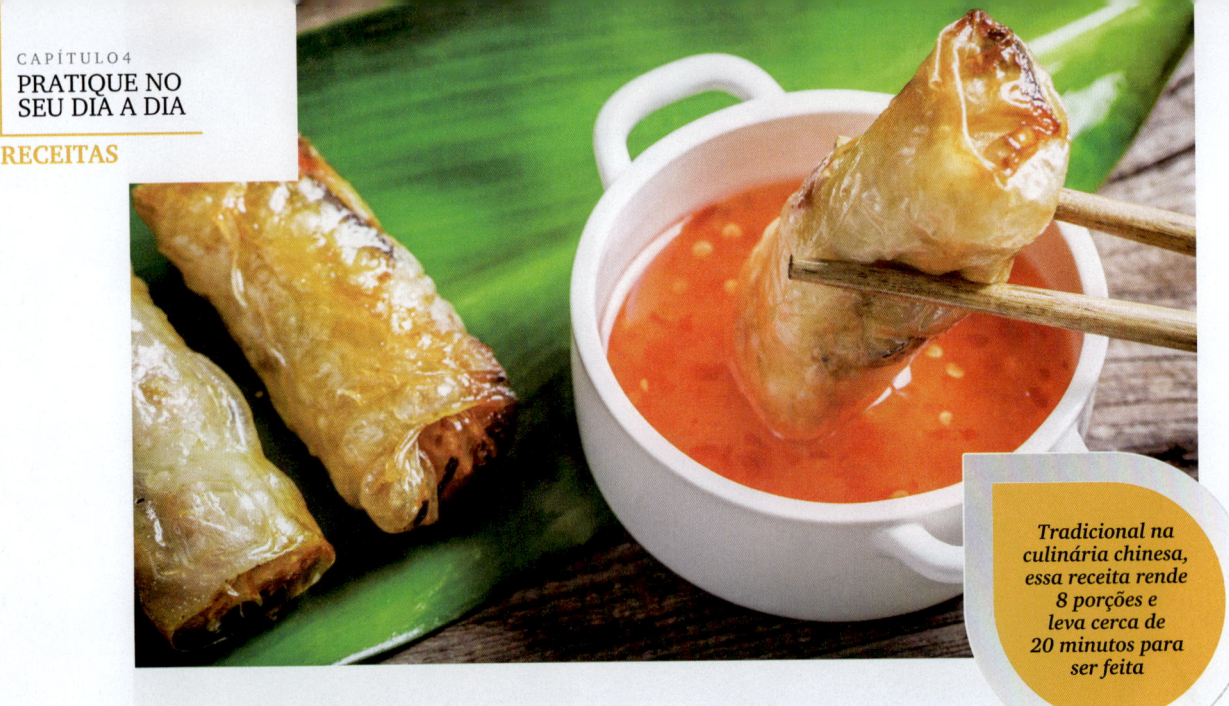

Tradicional na culinária chinesa, essa receita rende 8 porções e leva cerca de 20 minutos para ser feita

Rolinho primavera

INGREDIENTES

Massa
- 400 g de farinha de trigo
- ½ col. (sopa) de sal
- 2 e ½ xíc. (chá) de água gelada

Recheio
- 2 col. (sopa) de azeite
- 700 g de carne de frango picada em iscas e temperada com alho amassado, sal, pimenta dedo-de-moça e um pouco de azeite
- 2 tomates picados sem pele e sem sementes
- 2 xíc. (chá) de *moyashi* (broto de feijão)
- 1 cebola cortada em tiras finas
- 1 col. (sopa) de salsinha picada
- 1 col. (sopa) de cebolinha picada
- 2 col. (sopa) bem cheias de *cream cheese*

Molho agridoce
- 1 e ½ xíc. (chá) de água
- ¼ xíc. (chá) de amido de milho
- ½ xíc. (chá) de vinagre branco
- ½ xíc. (chá) de *catchup*
- 1 pitada de sal
- 2 col. (chá) de açúcar

MODO DE PREPARO

Massa
1) Bata todos os ingredientes no liquidificador.
2) Esquente uma frigideira antiaderente e despeje cerca de 2 col. (sopa) da massa (ou o suficiente para formar um disco fino no fundo da frigideira).
3) Cozinhe os discos até ficarem quase transparentes. Reserve.

Recheio
1) Refogue o frango em uma panela com azeite, junte os tomates e deixe amolecer.
2) Adicione o moyashi (broto de feijão), a cebola em tiras, a salsinha, a cebolinha e finalize com o *cream cheese*.
3) Se ficar muito seco, acrescente 1 col. (chá) de amido de milho dissolvido em ¼ de xíc. (chá) de água.

Montagem
1) Coloque 1 col. (sopa) de recheio em cada disco de massa, enrole duas vezes e dobre as laterais, selando com clara de ovo.
2) Frite em óleo quente.

Molho agridoce
1) Dissolva o amido de milho na água e acrescente o vinagre.
2) Leve ao fogo, adicionando o *catchup*, o sal e o açúcar.
3) Deixe ferver por, aproximadamente, 10 minutos ou até que o molho engrosse.
4) Sirva com os rolinhos.

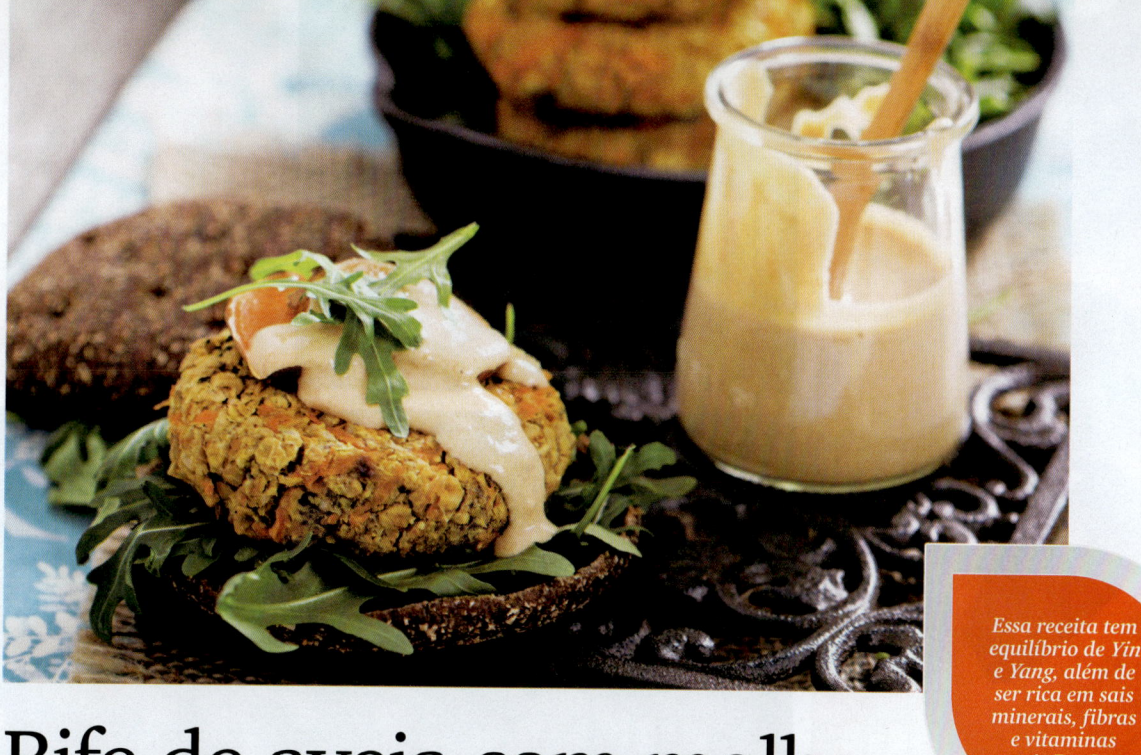

Essa receita tem equilíbrio de Yin e Yang, além de ser rica em sais minerais, fibras e vitaminas A, B e C

Bife de aveia com molho de cenoura e laranja

INGREDIENTES

Bife de aveia
- 1 cebola ralada
- 2 col. (sopa) de óleo
- 1 xíc. (chá) de aveia
- ½ xíc. (chá) de gérmen de trigo
- 2 col. (sopa) de *shoyu*
- 1 pitada de orégano
- ½ xíc. (chá) de castanhas picadas
- 2 col. (sopa) de farinha de trigo
- Sal a gosto

Molho de cenoura
- 3 col. (sopa) de margarina *light*
- ½ cebola picada
- 1 alho-poró picado (só a parte branca)
- 500 g de cenouras picadas
- 1 col. (chá) de sal
- ½ xíc. (chá) de salsinha picada
- 1 folha de louro
- 1 col. (chá) de tomilho fresco picado
- 8 xíc. (chá) de água
- Casca de 1 laranja
- Suco de 1 laranja
- ¼ de xíc. (chá) de creme de leite fresco
- Pimenta-branca moída

MODO DE PREPARO

Bife de aveia
1) Coloque a aveia de molho para hidratar.
2) Enquanto isso, doure a cebola no óleo e deixe esfriar.
3) Junte a aveia e os demais ingredientes, misture bem e confeccione os bifes. Leve ao forno e asse por 20 minutos.

Molho de cenoura
1) Em uma panela, derreta a margarina, junte a cebola e o alho-poró. Refogue por alguns minutos.
2) Acrescente as cenouras e o sal. Cozinhe por 10 minutos.
3) A seguir, junte a salsinha, o louro, o tomilho e a água. Ferva por 25 minutos.
4) Bata no liquidificador (após diminuir o calor dos ingredientes já cozidos).
5) Finalmente, acrescente a casca da laranja, o suco e o creme de leite. Leve ao fogo mais uma vez.
6) Ferva por pouco tempo, apague o fogo, polvilhe com a pimenta e deixe repousar por 15 minutos. Sirva com os bifes.

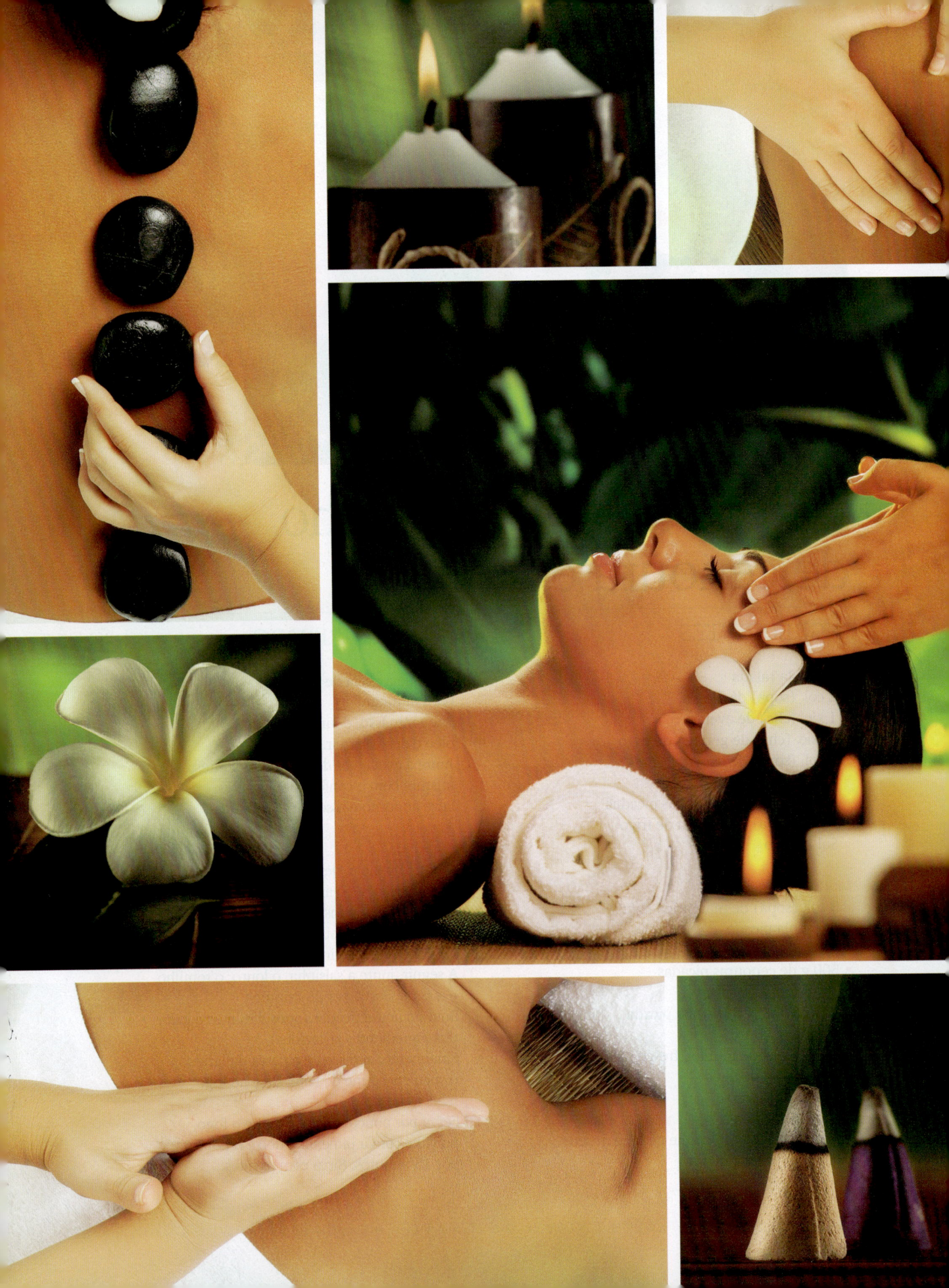

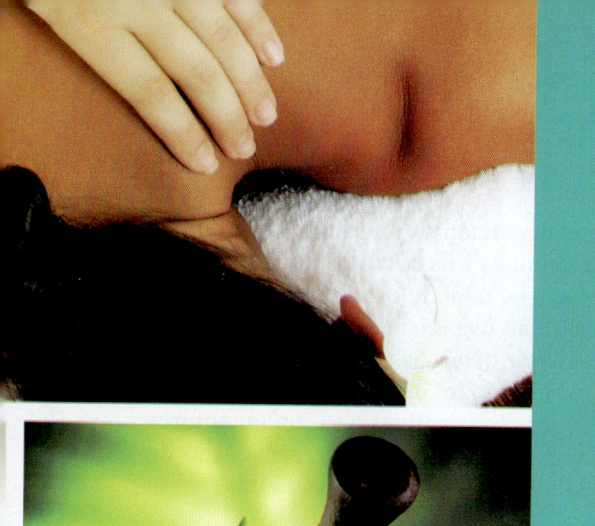

CAPÍTULO 5

CONHEÇA OUTRAS *terapias*

Práticas Integrativas e Complementares têm crescido no Brasil, e várias delas já estão disponíveis pelo Sistema Único de Saúde. Saiba quais são os benefícios e fundamentos de algumas especialidades

CAPÍTULO 5
OUTRAS TERAPIAS

A crescente demanda de pacientes à procura de métodos de cura não convencionais e as recentes descobertas da ciência comprovando os benefícios que a maioria desses tratamentos pode trazer ao organismo levaram o Sistema Único de Saúde (SUS) a inserir diversos recursos terapêuticos em sua lista de serviços. A maioria foi incluída em 2017 e 2018 à Política Nacional de Práticas Integrativas e Complementares (PNPIC), que reúne terapias voltadas à cura e prevenção de transtornos como depressão, ansiedade e pressão alta.

Esses procedimentos já eram oferecidos por vários municípios brasileiros, de acordo com dados do Programa de Melhoria do acesso e da Qualidade na Atenção Básica (PMAQ-AB), mas com as inclusões, o Ministério da Saúde passou a ter informações qualificadas dessas práticas. Desde a implantação das primeiras especialidades, em 2006, a procura e o acesso de usuários do SUS a tratamentos como homeopatia, fitoterapia e Medicina Tradicional Chinesa cresceu exponencialmente. Hoje, cerca de 30% das Unidades Básicas de Saúde (UBSs) de todo o Brasil oferecem algum tipo de prática integrativa e complementar. Confira a seguir os fundamentos, aplicações e benefícios das principais modalidades disponíveis em hospitais e centros de atenção da rede pública.

> **INFORME-SE**
> Para descobrir quais Práticas Integrativas e Complementares (PICs) oferecidas pelo SUS estão disponíveis na sua região, a Coordenação Geral de Gestão da Atenção Básica (CGGAB) recomenda que cada cidadão entre em contato com a Secretaria de Saúde do seu município.

Termalismo social/ crenoterapia

O termalismo é um dos procedimentos medicinais mais antigos da história. Consiste em usar a água mineral em temperaturas acima de 25ºC para manter ou restabelecer a saúde. Já a crenoterapia complementa tratamentos médicos por meio da ingestão, inalação ou imersão em águas minerais, sejam quentes ou não.

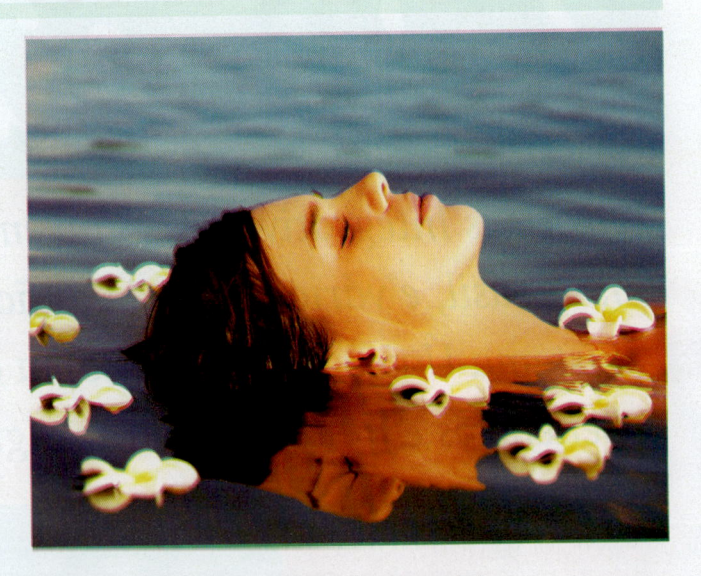

O que diferencia a água mineral da comum é a maior concentração natural de sais e outras substâncias benéficas ao organismo. As técnicas entraram na relação do Ministério da Saúde graças ao potencial brasileiro desse recurso terapêutico, que trata desde doenças reumáticas até afecções dermatológicas. Em Santo Amaro da Imperatriz (SC), o SUS oferece a terapia a pacientes com dores crônicas por meio do projeto Termalismo na Atenção Básica Catarinense. Eles são atendidos na estância de águas termais da cidade, conhecidas por seus efeitos analgésicos.

Shantala

De origem indiana, a shantala consiste no contato físico e harmônico entre mãe e bebê por meio de uma técnica de massagem milenar feita com óleo.

Além de reforçar o vínculo familiar, a prática traz uma série de benefícios à criança, como o controle das cólicas típicas da idade e uma significativa melhora da insônia, digestão, circulação, tonicidade muscular e do sistema imunológico. A técnica foi difundida no Ocidente pelo obstetra francês Frederick Leboyer, durante a década de 1970.

Devido ao grande número de nascimentos na região, a equipe de Saúde da Criança do Centro de Saúde Campo Belo (SP) passou a promover encontros de mães e bebês com profissionais especializados em sessões de shantala. Logo nas primeiras massagens foi possível perceber mudanças no comportamento dos pequenos, como melhor aceitação ao toque e profundo relaxamento.

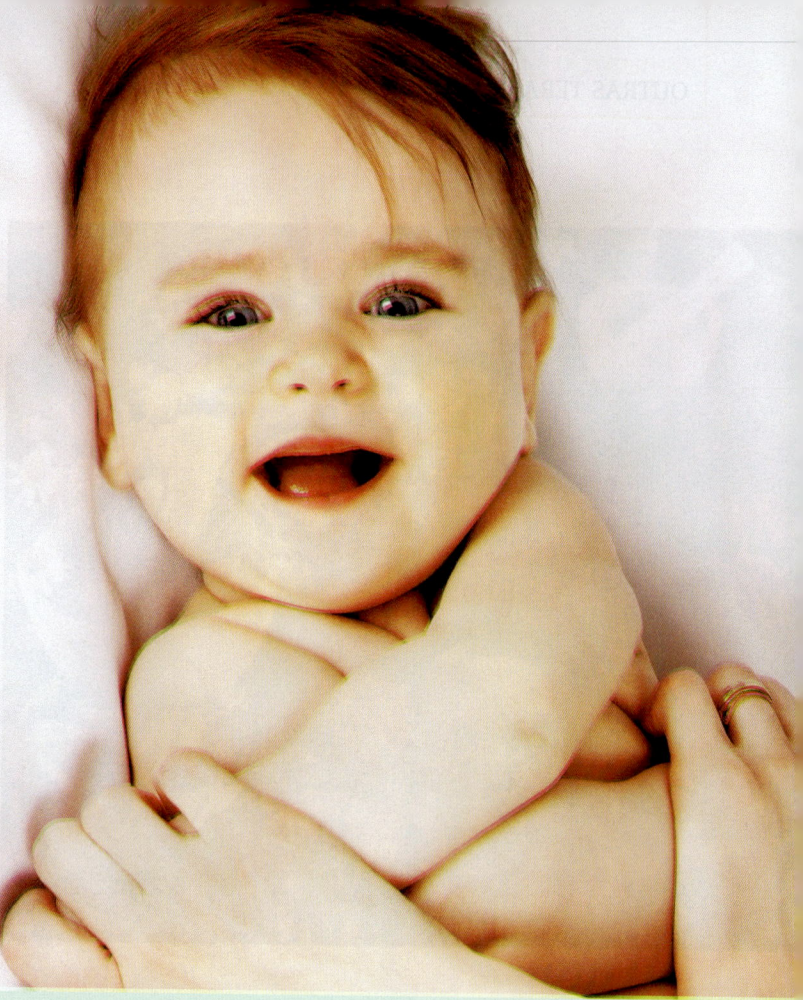

Dança Circular

Primeiro, aprende-se o passo, que deve ser treinado em uma roda. Depois, passa-se a dançar a música para internalizar os movimentos e liberar a mente, o corpo e o espírito. Essa é a proposta das Danças Circulares Sagradas, desenvolvidas pelo coreógrafo alemão Bernhard Wosien em 1976.

A modalidade chegou ao Brasil na década de 1990 e se espalhou por escolas, parques, hospitais e até empresas. Um dos objetivos é instigar o sentimento de união em grupo. De mãos dadas, os indivíduos têm a oportunidade de aquietar suas emoções, aprimorando a concentração e a memória.

No Recife (PE), a Unidade de Cuidados Integrais à Saúde (UCIS) Professor Guilherme Abath oferece encontros de Dança Circular Sagrada para prevenir e tratar doenças. As rodas são formadas por pessoas com ou sem encaminhamento médico, de todas as idades, gêneros e condições físicas.

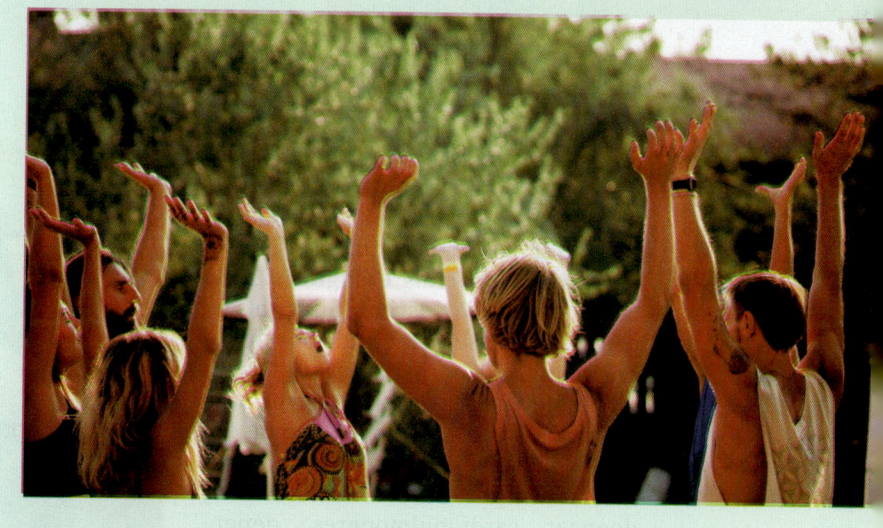

A TRADIÇÃO ORIENTAL QUE CURA DIVERSOS MALES

CAPÍTULO 5
OUTRAS TERAPIAS

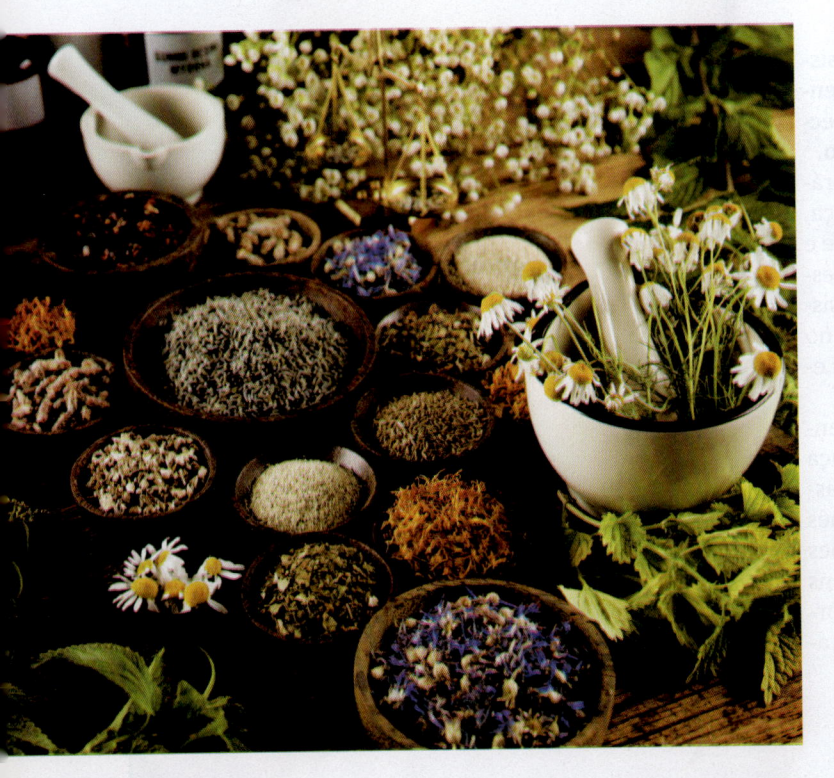

Naturopatia

Parte da premissa de que o ser humano tem uma capacidade intrínseca de autocura. Por isso, os naturopatas estudam o corpo, a mente e todo o histórico de vida do paciente para chegar às causas do sofrimento. Depois, recorrem a técnicas como nutrição, mudanças de comportamento, homeopatia, acupuntura e fitoterapia para tratar os problemas.

Indicada a pessoas de todas as idades, a naturopatia pode ajudar no alívio de enxaquecas, bronquite, alergias, dores menstruais, úlceras e muitas outras condições crônicas e agudas. A duração dos tratamentos varia de acordo com a profundidade do processo de investigação de cada paciente e, principalmente, com o quanto ele está disposto a mudar seus hábitos para ser agente da própria cura.

Musicoterapia

O musicoterapeuta lança mão de instrumentos musicais, canto e ruídos para compreender as necessidades físicas, emocionais, sociais e cognitivas de cada indivíduo, estimulando a expressão dos sentimentos por meio dos sons. Embora pareça lúdica, a atividade tem resultados efetivos para a redução do estresse e o alívio de dores agudas ou crônicas, além de ser indicada a pacientes com Alzheimer, doenças cardiopulmonares, dependência química e lesões cerebrais.

Em Campo Grande (MS), a Unidade Básica de Saúde da Família usa a musicoterapia em atividades práticas do Programa de Residência em Enfermagem Obstétrica da Universidade Federal de Mato Grosso do Sul. Além de relaxar e diminuir o constrangimento de mulheres durante os exames, a iniciativa fez crescer a procura por esses procedimentos preventivos, imprescindíveis à saúde feminina.

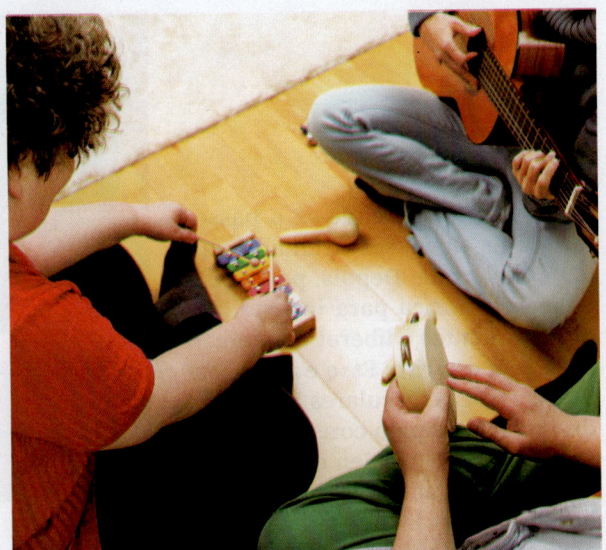

Ioga

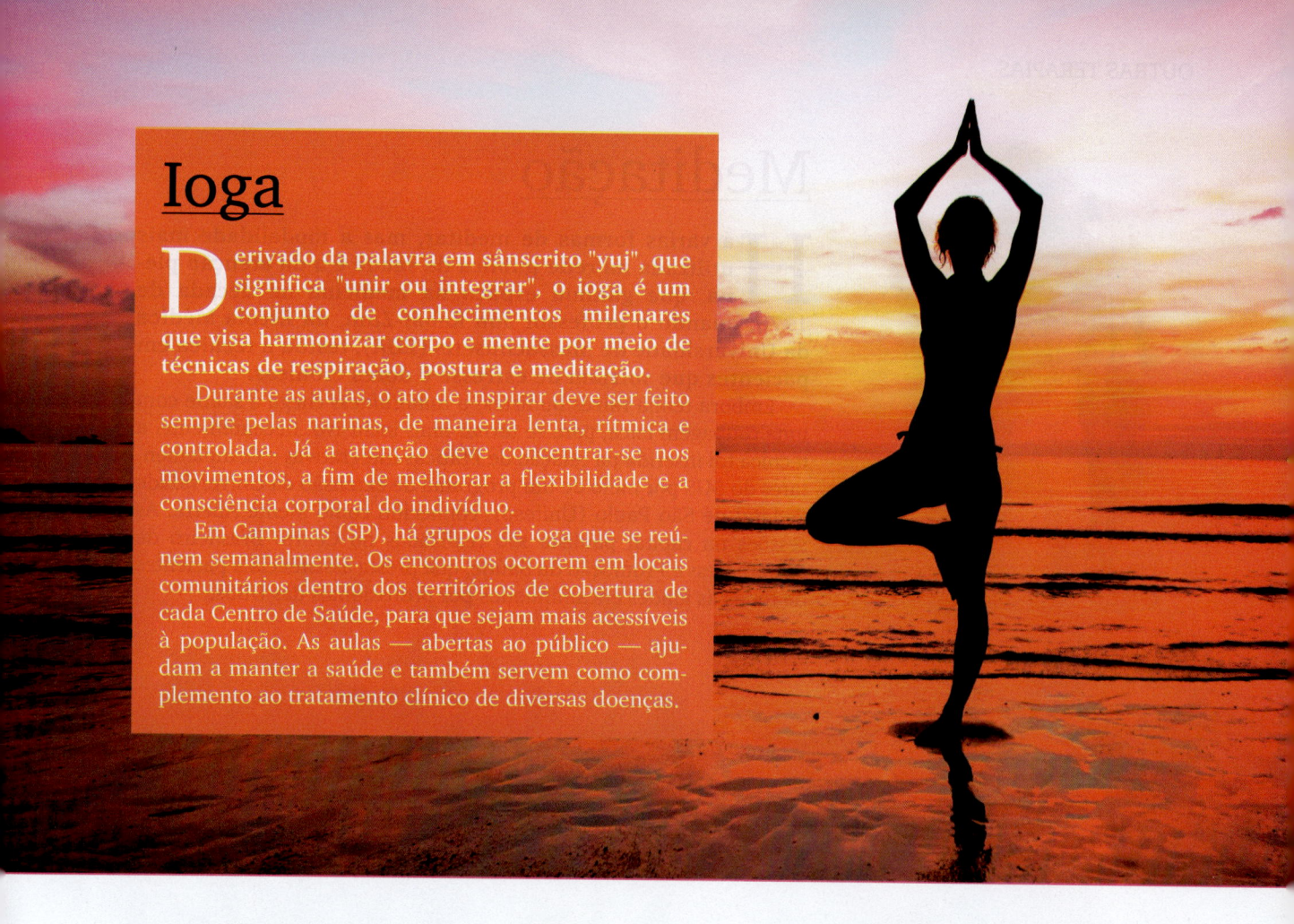

Derivado da palavra em sânscrito "yuj", que significa "unir ou integrar", o ioga é um conjunto de conhecimentos milenares que visa harmonizar corpo e mente por meio de técnicas de respiração, postura e meditação.

Durante as aulas, o ato de inspirar deve ser feito sempre pelas narinas, de maneira lenta, rítmica e controlada. Já a atenção deve concentrar-se nos movimentos, a fim de melhorar a flexibilidade e a consciência corporal do indivíduo.

Em Campinas (SP), há grupos de ioga que se reúnem semanalmente. Os encontros ocorrem em locais comunitários dentro dos territórios de cobertura de cada Centro de Saúde, para que sejam mais acessíveis à população. As aulas — abertas ao público — ajudam a manter a saúde e também servem como complemento ao tratamento clínico de diversas doenças.

Osteopatia

Indicada a quem sofre de problemas articulares ou de tecidos, essa terapia manual baseia-se no exame clínico do paciente — por meio da anatomia, fisiologia e semiologia.

Sem o auxílio de medicamentos ou cirurgias, a técnica trabalha ossos, músculos e articulações, proporcionando alívio em sintomas de lombalgia, cervicalgia, dores de cabeça e nas articulações, hérnias de disco e limitações articulares.

O Centro de Reabilitação em Pós-Operatório de Cirurgia Ortopédica e Saúde do Trabalhador, em Volta Redonda (RJ), foi o primeiro a oferecer o tratamento de osteopatia via SUS para melhorar a qualidade de vida de pacientes encaminhados pelas Unidades Básicas de Saúde. Batizado de Consultório da Dor, o projeto tem ajudado pessoas com diagnósticos de doenças crônicas e agudas a retomar o bem-estar.

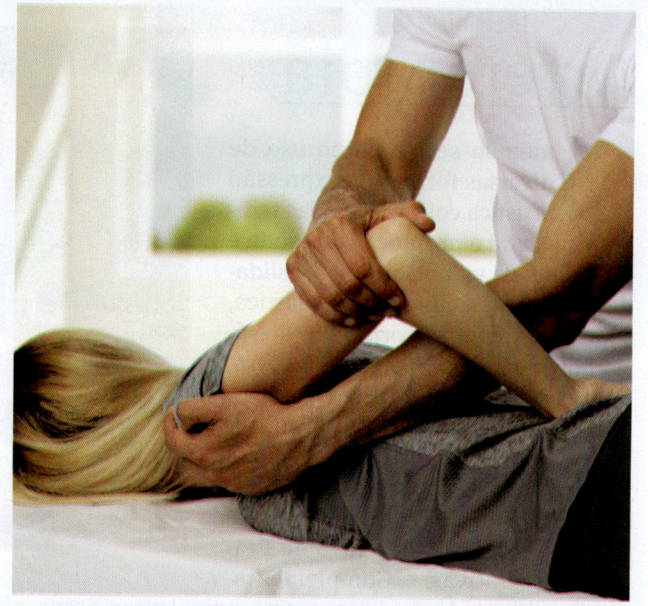

A TRADIÇÃO ORIENTAL QUE CURA DIVERSOS MALES

CAPÍTULO 5
OUTRAS TERAPIAS

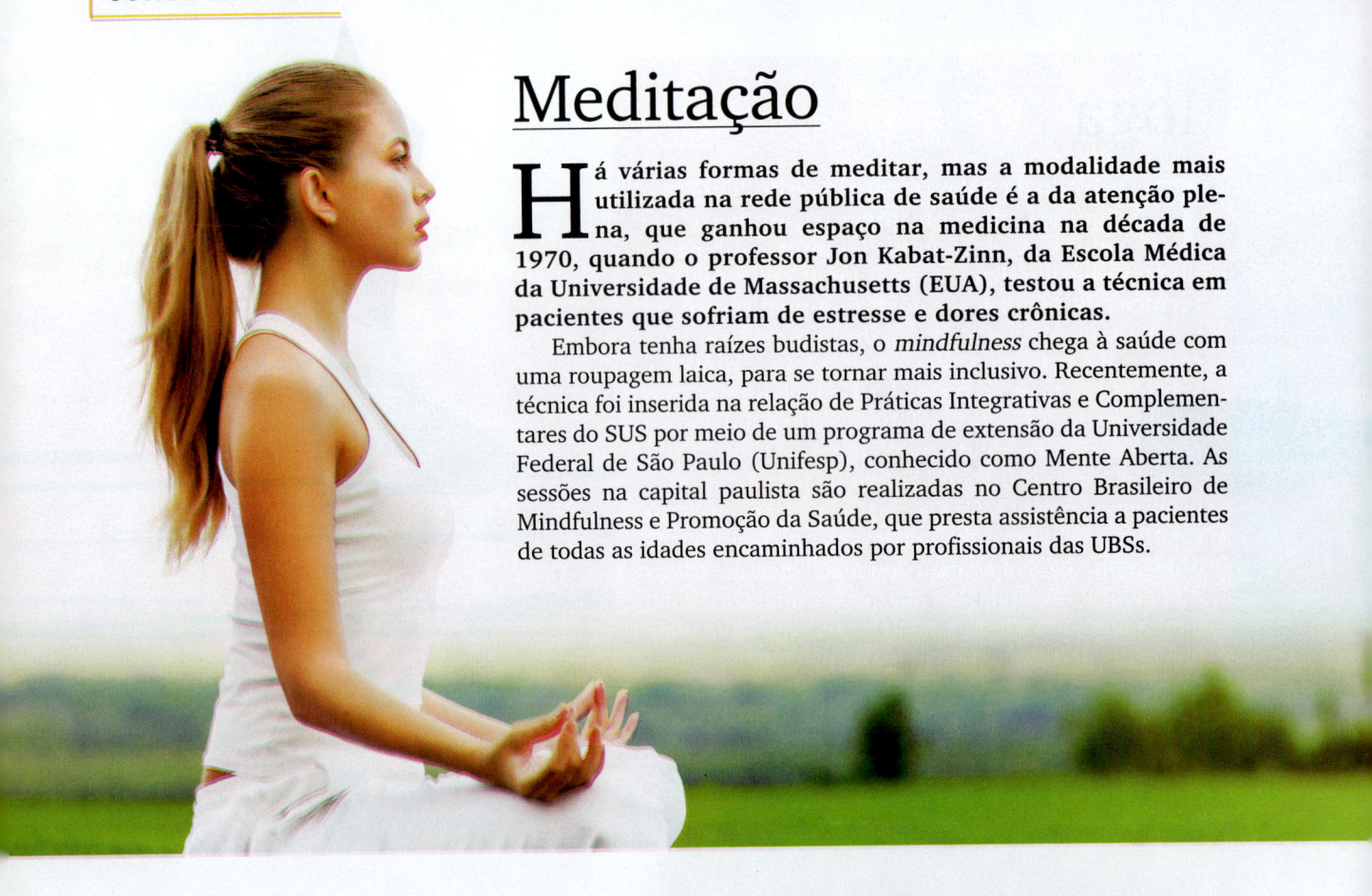

Meditação

Há várias formas de meditar, mas a modalidade mais utilizada na rede pública de saúde é a da atenção plena, que ganhou espaço na medicina na década de 1970, quando o professor Jon Kabat-Zinn, da Escola Médica da Universidade de Massachusetts (EUA), testou a técnica em pacientes que sofriam de estresse e dores crônicas.

Embora tenha raízes budistas, o *mindfulness* chega à saúde com uma roupagem laica, para se tornar mais inclusivo. Recentemente, a técnica foi inserida na relação de Práticas Integrativas e Complementares do SUS por meio de um programa de extensão da Universidade Federal de São Paulo (Unifesp), conhecido como Mente Aberta. As sessões na capital paulista são realizadas no Centro Brasileiro de Mindfulness e Promoção da Saúde, que presta assistência a pacientes de todas as idades encaminhados por profissionais das UBSs.

Arteterapia

O método se baseia no uso de diversas formas de expressão artística com finalidades terapêuticas para a promoção de saúde e qualidade de vida. Hoje, a modalidade abrange as linguagens plástica, sonora, dramática, corporal e literária por meio de técnicas de pintura, música, modelagem, entre outras.

Além de complementar tratamentos médicos, a arteterapia tem ganhado espaço também nos âmbitos educacional e comunitário. Em João Pessoa (PB), o Centro de Práticas Integrativas e Complementares Equilíbrio do Ser usa a arte para tratar casos psiquiátricos como Síndrome do Pânico e Transtorno de Ansiedade Generalizada. Para tratar esses e outros pacientes com transtornos mentais, os profissionais lançam mão de colagens, desenhos com lápis de cera, pinturas a guache, expressão corporal e construção de mandalas.

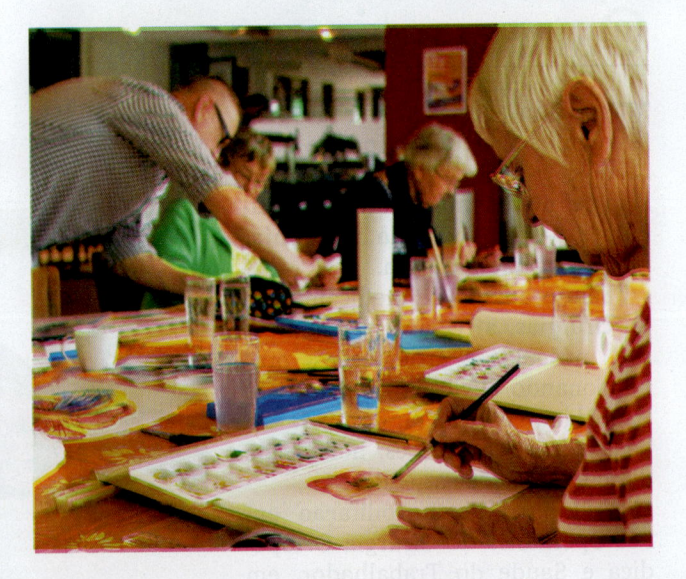

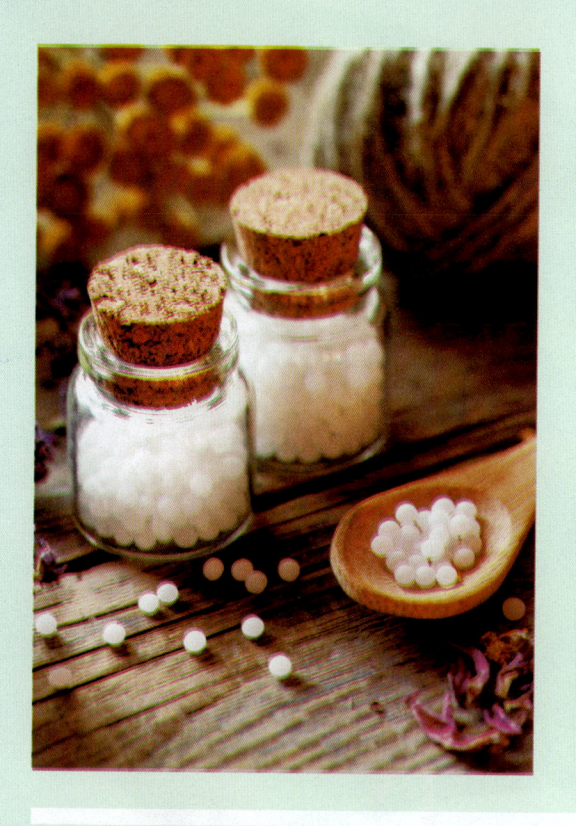

Homeopatia

Criada no fim do século 18 pelo alemão Samuel Hahnemann, a homeopatia baseia-se no princípio de que todas as substâncias presentes na natureza são capazes de curar os mesmos sintomas que produzem. Para tanto, são administradas doses altamente diluídas, geralmente na forma de comprimido, com o objetivo de estimular o sistema de cura natural do organismo.

Essa terapia tem efeitos positivos em casos de doenças crônicas não transmissíveis, problemas respiratórios, alergias e transtornos psicossomáticos. No entanto, o assunto não é bem compreendido pela população. Por isso, o Centro de Práticas Integrativas e Complementares (CPIC) criou o chamado Acolhimento: reuniões feitas antes do início do tratamento homeopático — indicado por um médico conveniado ao SUS — para esclarecer dúvidas relacionadas à prática.

Reiki

Baseada no conceito de que uma energia invisível flui dentro de todo ser vivo, a filosofia do reiki considera que, se essa força estiver sempre em alta, a pessoa será mais capaz de se manter saudável e feliz.

Dentro desse contexto, desenvolveu-se um sistema natural de harmonização e reposição energética que visa manter a saúde e promover a cura. Para tanto, a técnica usa a imposição das mãos por meio de toque ou aproximação, na qual o terapeuta passa a energia vital do universo para o paciente através dos seus chacras, proporcionando sensações de paz, segurança e bem-estar.

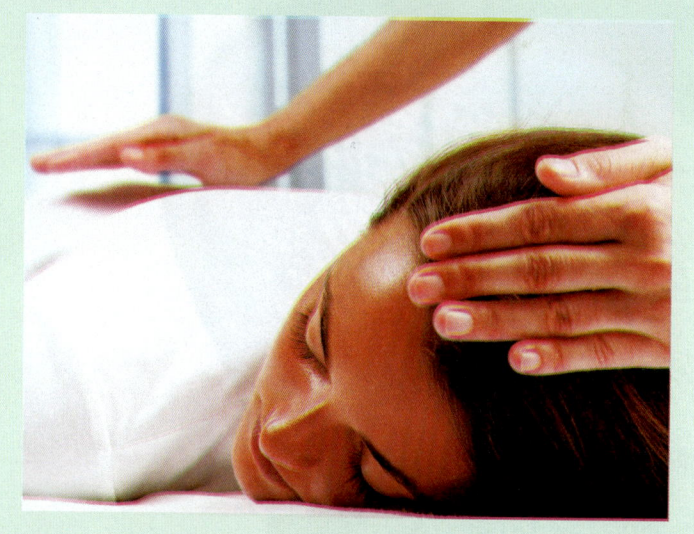

No Rio de Janeiro, uma parceria da CAP 3.2 com o Hospital Maternidade Carmela Dutra já beneficiou centenas de funcionários de ambas as entidades com atendimentos de reiki. Feito por voluntários, o projeto tem como objetivo diminuir a carga de estresse e ansiedade dos profissionais da saúde.

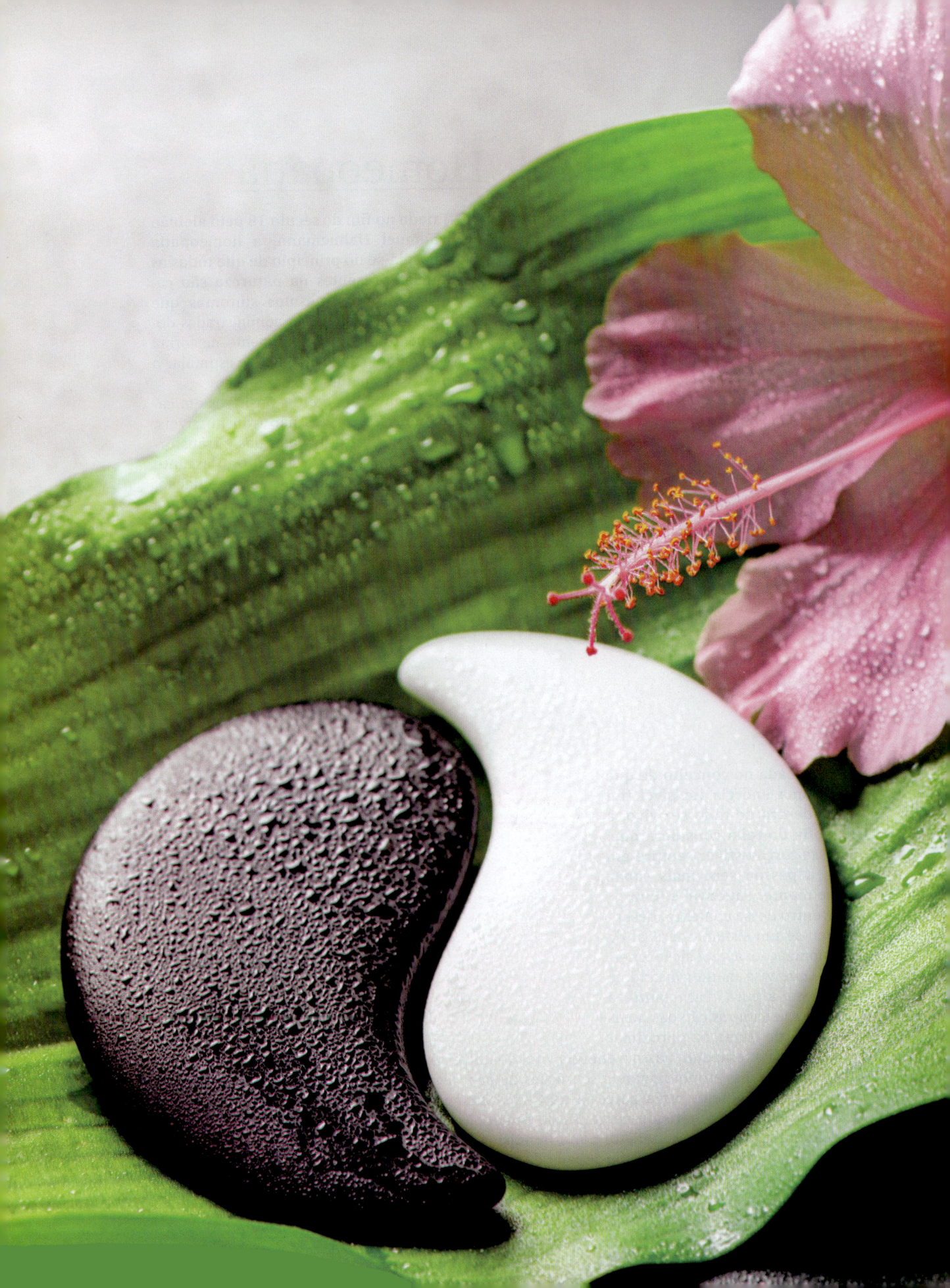

CAPÍTULO 6

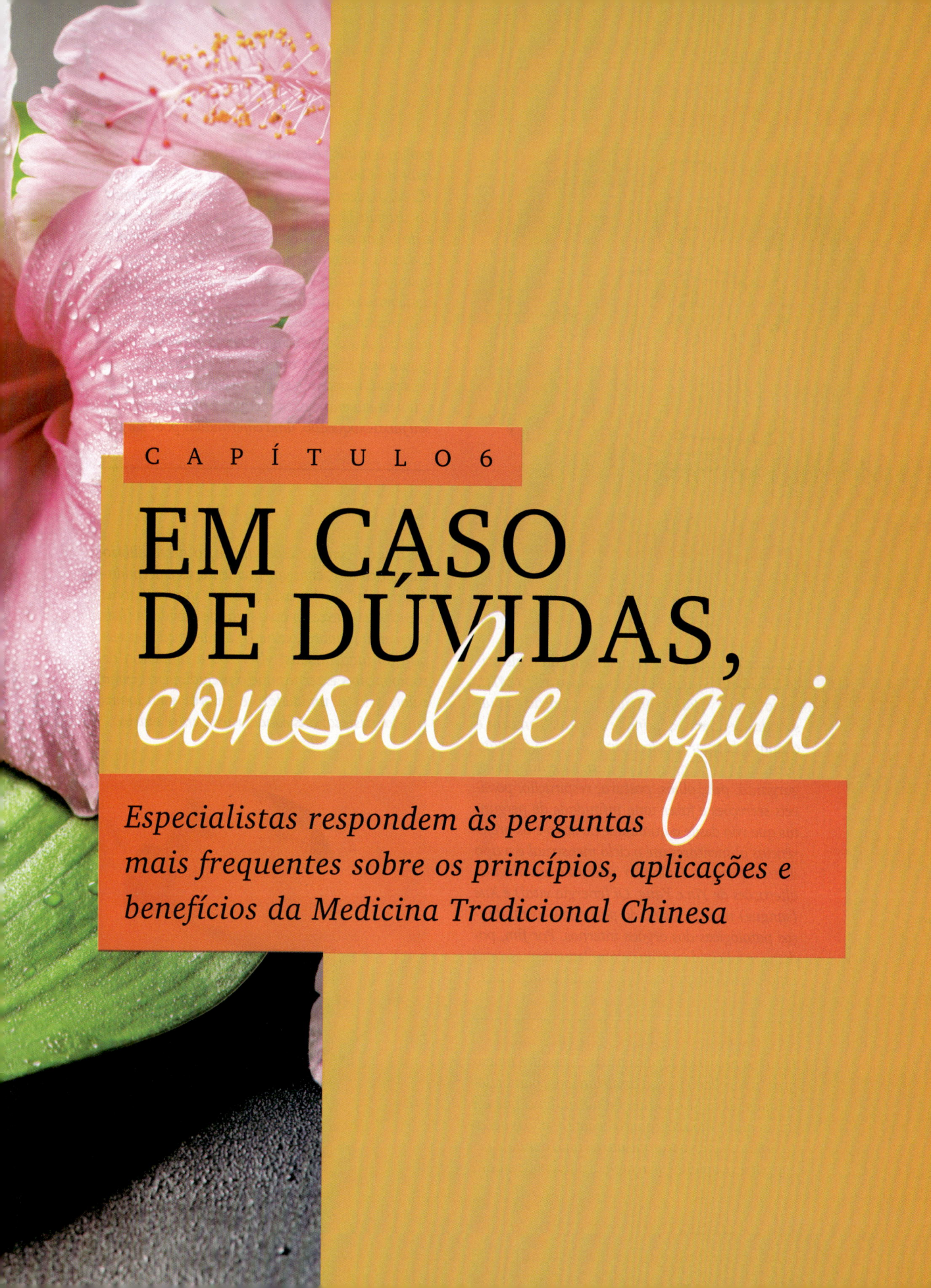

EM CASO DE DÚVIDAS, *consulte aqui*

Especialistas respondem às perguntas mais frequentes sobre os princípios, aplicações e benefícios da Medicina Tradicional Chinesa

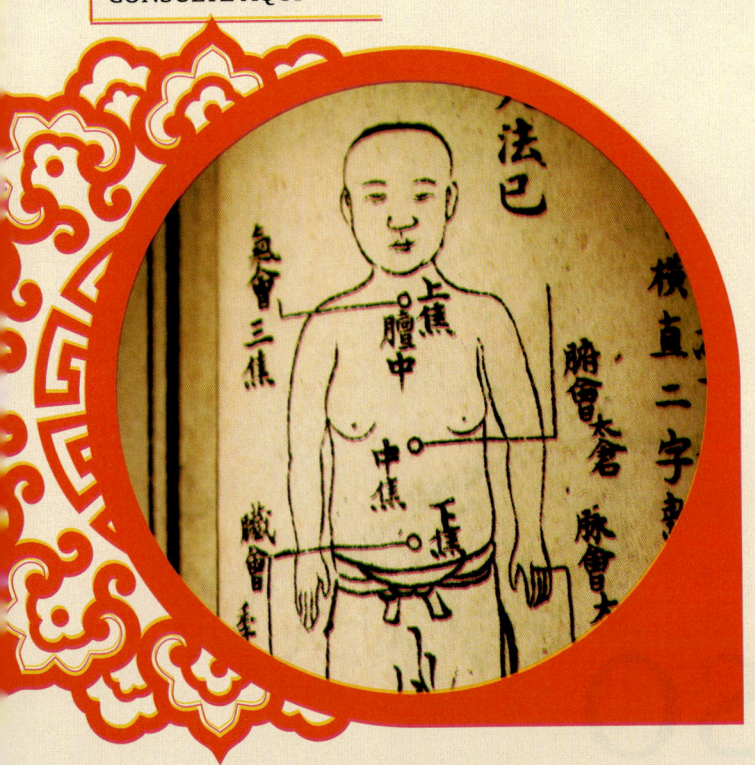

CAPÍTULO 6
EM CASO DE DÚVIDAS, CONSULTE AQUI

explica o médico Alexandre Massao Yoshizumi, diretor do Colégio Médico Brasileiro de Acupuntura (CBMA). Além disso, a MTC baseia-se nas filosofias do sistema binário positivo e negativo, que rege todo o universo, e dos Cinco Elementos. "Um dos conceitos essenciais para o seu entendimento e aplicação está na Teoria do *Yin* e *Yang*, que se fundamenta em princípios opostos e interdependentes", explica Reginaldo Filho, diretor geral da Escola Brasileira de Medicina Chinesa (Ebramec). Segundo essa filosofia milenar, o equilíbrio entre os dois polos mantém o corpo saudável, mas quando a harmonia entre essas energias é alterada ou tem seu fluxo bloqueado, uma enfermidade pode surgir.

Como é feito o diagnóstico pela Medicina Tradicional Chinesa (MTC)?

Ao fazer o diagnóstico, o médico avalia o histórico clínico do paciente e usa parâmetros da MTC, como a observação da língua e a palpação do pulso e das regiões abdominal e cervical. Também é comum observar a coloração da face, o formato das unhas, cabeça, cabelos, nariz, orelha, lábios, garganta, pele, olhos, postura, respiração, possíveis secreções e fazer uma infinidade de perguntas que vão desde a qualidade do sono e as preferências alimentares até o ciclo menstrual e o tipo de transpiração. Tudo isso ajudará a entender as alterações de *Yin* e *Yang*, *Qi* (energia vital) e *Xue* (sangue) no organismo do paciente e as mudanças patológicas dos órgãos internos. Por fim, podem ser solicitados exames complementares, como uma ultrassonografia ou ressonância magnética.

O que difere a MTC da alopatia?

Para começar, a Medicina Tradicional Chinesa procura avaliar a pessoa como um todo, pautando-se mais no indivíduo do que no sintoma que ele apresenta. "O foco é tratar o doente, e não a doença. Muitas vezes, o tratamento de uma dor de cabeça, por exemplo, é diferente para dois pacientes",

Então, o que causa esse desequilíbrio entre as energias *Yin* e *Yang*?

De acordo com os especialistas, o desequilíbrio energético — e, consequentemente, as enfermidades e a dor — é ocasionado por quatro fatores principais: o excesso ou a falta de atividade (física, mental, laboral, sexual); alimentação ou respiração inadequadas; viver sob a influência de componentes externos que o prejudiquem (como calor, frio e umidade); e fatores emocionais (medo, tristeza, ansiedade, raiva, entre outros).

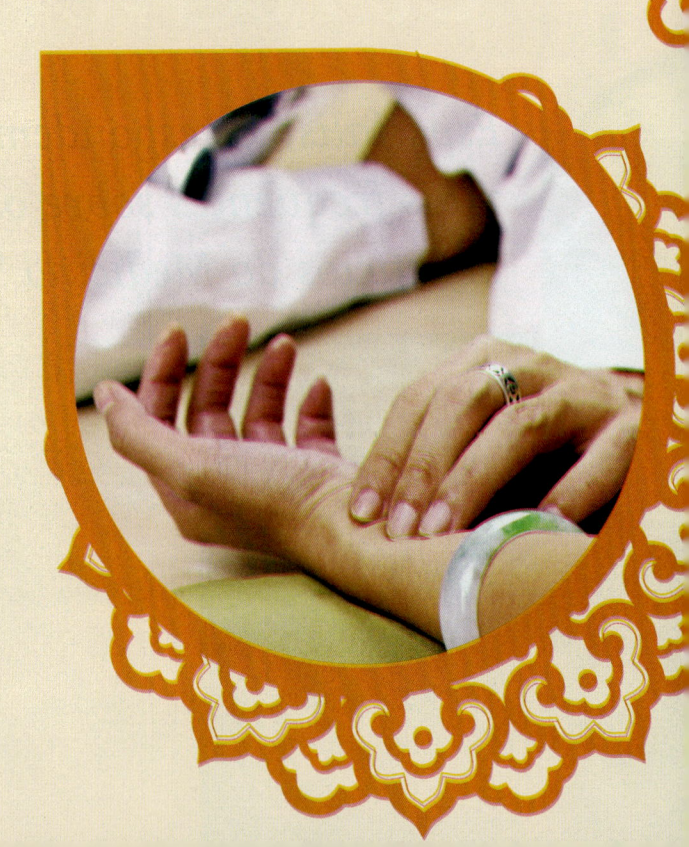

Quais os critérios adotados por um médico que segue os princípios da MTC para escolher entre um ou outro método terapêutico?

Orlando Gonçalves, médico fundador do Instituto de Acupuntura do Rio de Janeiro (IARJ), explica que, na Medicina Tradicional Chinesa, a alimentação é sempre o primeiro recurso a ser utilizado quando se percebe que o paciente está doente. "Depois é que vêm a fitoterapia, a massagem e a acupuntura, nessa ordem", diz o especialista.

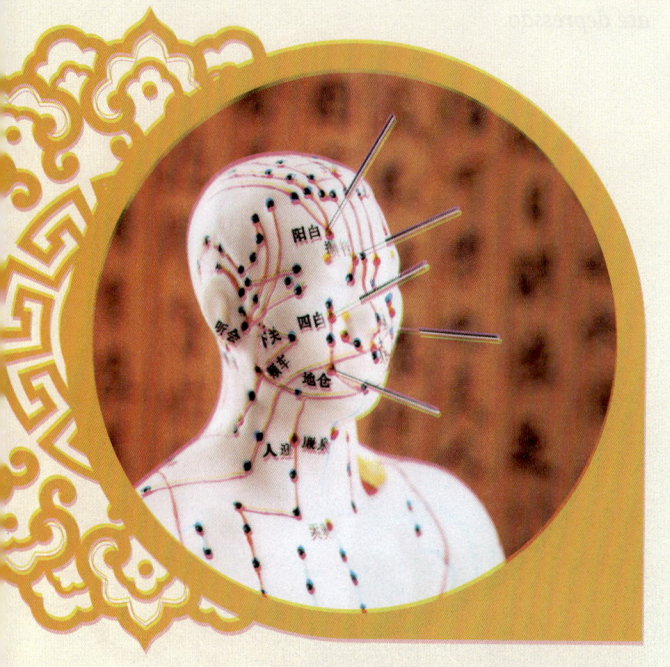

Acupuntura dói?

Os canais de energia (meridianos) são ricos em terminações nervosas, que tornam essas regiões as mais sensíveis do corpo. Além disso, quando estamos com algum desequilíbrio energético, que causa os problemas de saúde, os pontos podem ficar mais dolorosos. Mesmo assim, a dor deve ser imperceptível ou, no máximo, suportável. Eventualmente, o acupunturista pode acertar um nervo superficial ou um ponto mais sensível da pele, causando dor. Neste caso, deve-se informar ao profissional, que corrigirá a inserção da agulha. Tratamento doloroso é quase sempre relacionado a um procedimento mal conduzido.

Tem contraindicação?

A acupuntura é efetiva e cientificamente comprovada, constituindo-se como um método terapêutico. De acordo com a Associação Médica Brasileira de Acupuntura (AMBA), nas mãos de pessoas inabilitadas, incapazes de um diagnóstico preciso e de uma indicação adequada para o tratamento, porém, a aplicação das agulhas pode agravar doenças preexistentes ou desencadear o aparecimento de outras. Contudo, quando a prática é realizada por médicos especialistas, não ocorrem quaisquer efeitos colaterais, a exemplo dos encontrados em medicamentos de um modo geral. As únicas contraindicações são para hemofílicos e portadores de HIV caso estejam com a imunidade baixa.

A dietoterapia chinesa é só para quem quer perder peso?

Não. A ideia é equilibrar as energias Yin e Yang do organismo a fim de prevenir doenças, aumentar a vitalidade e proporcionar mais saúde. Qualquer desequilíbrio nessas forças pode gerar obesidade, que pelos preceitos da Medicina Tradicional Chinesa deve ser tratada por meio de ervas, acupuntura e alimentação adequada. Com esses métodos, é possível reequilibrar as energias, fazendo com que o paciente controle a ansiedade, coma com moderação e deixe de cometer excessos à mesa.

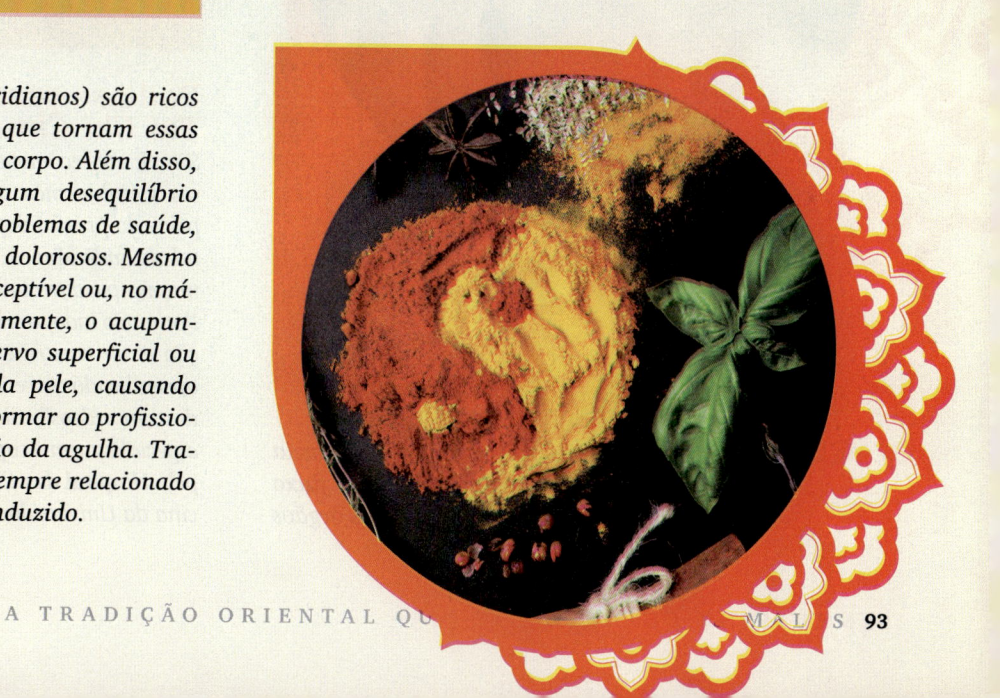

CAPÍTULO 6
EM CASO DE DÚVIDAS, CONSULTE AQUI

Quais as diferenças entre a osteopatia chinesa e a *Tui Na*?

De acordo com Vicente Alencar, médico especialista em acupuntura e fitoterapia chinesa pelo Hospital das Clínicas da Faculdade de Medicina da Universidade de São Paulo (USP), o termo 'osteopatia chinesa' refere-se a técnicas específicas de Tui Na, que envolvem a manipulação de ossos e articulações para corrigir pequenas luxações. "Embora se assemelhe a alguns conceitos da osteopatia, que foi criada pelo médico norte-americano Andrew Taylor Still durante a guerra civil dos Estados Unidos no final do século XIX, a Tui Na pertence à medicina chinesa e todos os seus princípios, diagnósticos e terapêuticos, têm como base o entendimento completo do ser humano e da sua relação com a natureza", completa Edgar Cantelli Gaspar, terapeuta e professor de MTC.

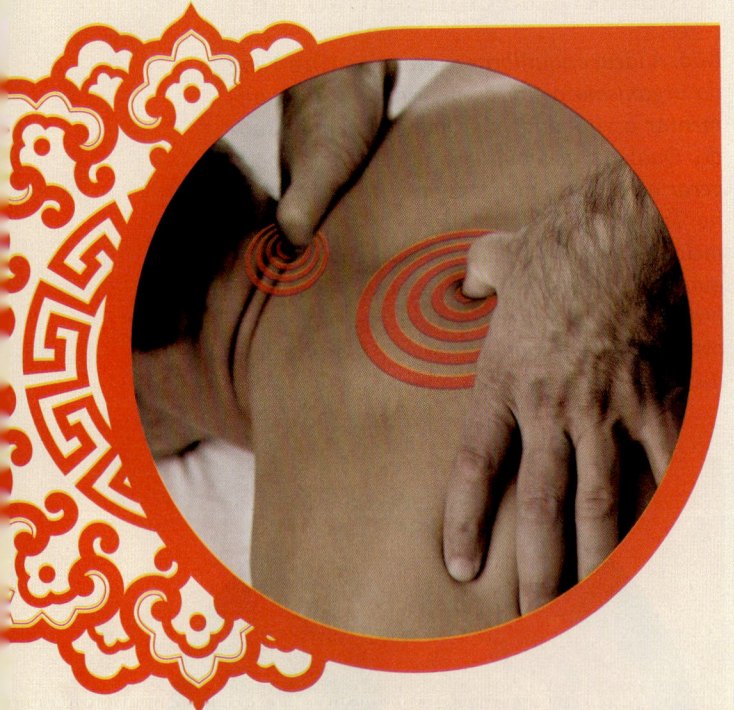

De modo geral, como os movimentos inspirados em artes marciais podem contribuir para a saúde?

Todas essas práticas proporcionam resistência física, corrigem a postura, favorecem o fluxo de energia no organismo, regulando os órgãos internos, e induzem a um estado de meditação. O resultado é mais vitalidade, capacidade respiratória, equilíbrio da pressão arterial e relaxamento. Fora isso, cada modalidade tem seus benefícios em particular. O Ba Duan Jin, por exemplo, melhora a flexibilidade dos nervos, fortalece os ossos e aumenta a força sem deixar o praticante exausto. O Lian Gong, por sua vez, corrige problemas decorrentes de má postura, além de fortalecer articulações, tendões, coração e pulmão. E o Tai Chi Chuan mostra-se bastante eficaz em casos de fibromialgia, cansaço físico, dificuldade de concentração e até depressão.

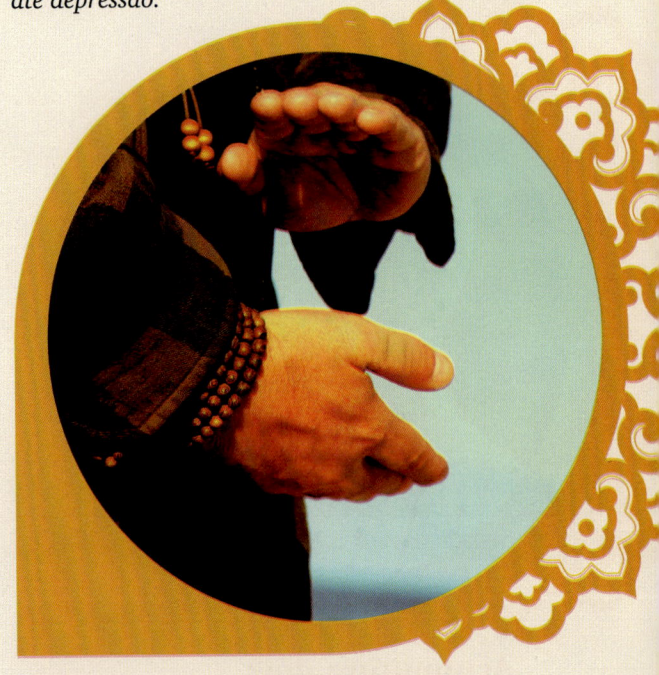

Pode-se praticar *Qi Gong* ou *Tai Chi Chuan* sozinho?

Sim. É até recomendado praticar esses movimentos sozinho, mas com algumas ressalvas. "Boa parte da prática depende do esforço físico e mental do indivíduo. É preciso honestidade consigo mesmo para evoluir, e isso se consegue sozinho. Por outro lado, a tradição chinesa diz que a relação entre mestre e discípulo é essencial para o aprendizado correto, e essa ligação não se aprende com vídeos", alerta Vicente Alencar, médico especialista em Acupuntura e Fitoterapia Chinesa pelo Hospital das Clínicas da Faculdade de Medicina da Universidade de São Paulo (USP).

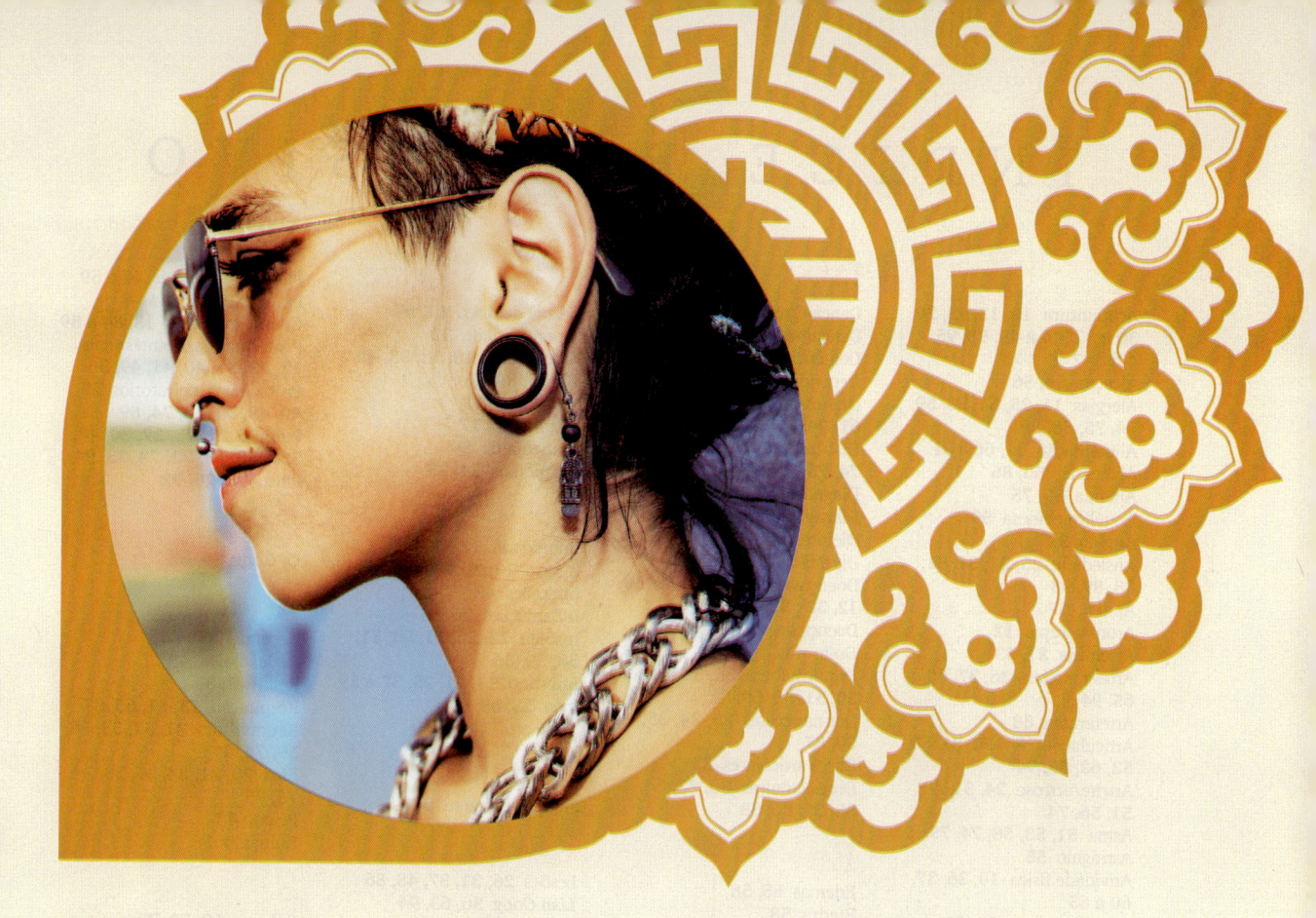

Furo na orelha pode anular um ponto de energia?

Sim. Os furos na orelha para a inserção de brincos ou piercings podem comprometer alguns pontos de acupuntura auricular, mas isso não significa que, se a perfuração ocorrer na região relacionada aos olhos, por exemplo, a pessoa terá problemas oculares. O que acontece é que esse órgão pode se tornar mais vulnerável em organismos sensíveis e, na hora do tratamento, esse ponto não estará disponível devido ao furo.

Quais os principais benefícios da acupuntura?

Segundo a Associação Médica Brasileira de Acupuntura (AMBA), a prática chinesa é benéfica a todas as pessoas que sofrem de estresse, ansiedade, depressão, insônia, enxaqueca, impotência, alterações menstruais ou hormonais, dores crônicas ou agudas, asma, sinusite, paralisia facial, incontinência urinária, gastrite, problemas imunológicos, traumas em geral, reumatismo e aqueles que sofrem de sintomas vagos e, por isso, não conseguem um alívio com tratamentos convencionais.

As agulhas podem transmitir alguma doença?

Como todo método invasivo, a acupuntura pode transmitir doenças caso o terapeuta não siga as regras básicas de esterilização. Usando-se material esterilizado, porém, não há risco algum. Hoje em dia, também é possível lançar mão de agulhas descartáveis, o que torna o tratamento ainda mais prático e seguro.

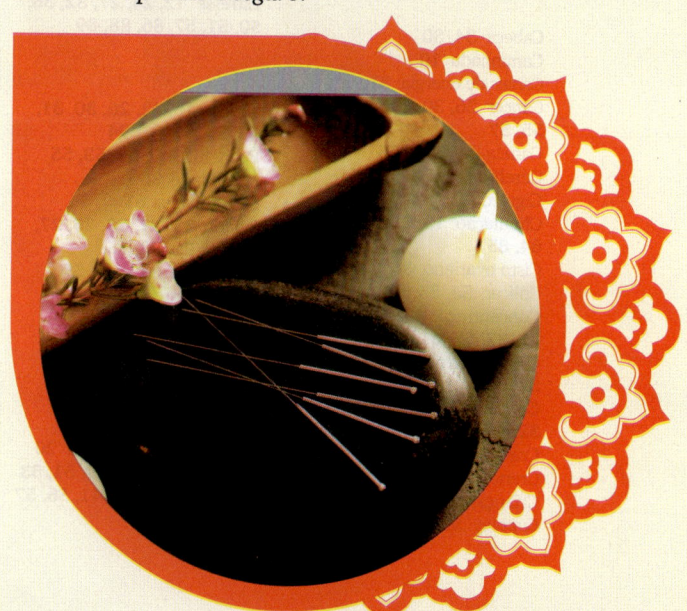

A TRADIÇÃO ORIENTAL QUE CURA DIVERSOS MALES

ÍNDICE REMISSIVO

A
Acupuntura **12, 13, 18, 20, 30 a 37, 44 a 49, 93, 95**
Aids **47**
Alcaçuz **54, 56**
Alergias **11, 25, 51, 56, 59, 74, 75, 86, 89**
Alimentação **11, 66 a 81**
Alzheimer **50, 86**
Anemia **59, 75**
Angélica chinesa **59**
Angina **32**
Ansiedade **25, 27, 31, 51, 88, 89, 93**
Apneia **37**
Aromaterapia **12**
Artemísia **31, 53**
Artes marciais **36, 37, 60 a 65, 94**
Arteterapia **88**
Articulações **24, 25, 31, 50, 52, 63, 87, 94**
Artrite/artrose **24, 31, 40, 51, 56, 74**
Asma **51, 53, 58, 74, 75**
Astrágalo **55**
Atividade física **10, 36, 37, 60 a 65**
Auriculoterapia **50, 95**
AVC **10, 26, 33, 34, 50**

B
Baço **21, 23, 24, 27, 55 a 59, 72, 73, 75**
Ba Duan Jin **36, 63, 64, 94**
Bebês **49, 51, 53, 58, 85**
Bexiga **21, 24, 55, 58**
Bronquite **49, 51, 53, 56, 58, 59, 74, 86**

C
Cabeça **34, 50**
Caminhada **10**
Canais de energia **21**
Câncer **26, 30, 31, 48, 55, 57**
Canela-da-china **55**
Cérebro **12, 50, 57**
Cigarro **31**
Circulação **13, 25, 55 a 59, 64, 85**
Cisto ovariano **36**
Cólicas **53, 55, 85, 86**
Concentração **12, 13, 26, 32, 37, 57, 61, 85, 94**
Contraindicações **47, 49, 51, 92**
Coração **13, 21, 23, 25, 27, 32, 48, 55 a 59, 72 a 75, 94**
Craniopuntura **34, 50**
Crenoterapia **85**
Crianças **32, 40, 49, 51, 85**
Cupping **52**

D
Dança Circular **84**
Deficit de atenção **32**
Demência **37**
Dependência química **48, 86**
Depressão **10, 25, 26, 51, 61, 94**
Diabetes **10, 12, 40, 55, 59, 74, 75**
Diagnóstico **26, 92**
Diarreia infantil **40, 58**
Dietoterapia **66 a 75, 93**
Digestão **13, 41, 85**
Doenças cardiovasculares **10, 12, 32, 33, 75, 86**
Doença de pele **84**
Do-in **41**
Dor de cabeça **31, 35, 41, 50, 51, 58, 59, 87**
Dor nas costas **25, 34, 35, 50, 87**
Dores articulares **31**
Dores crônicas **30, 31, 34, 35, 58, 86, 88**

E
Edemas **55, 58**
Éfedra **58**
Efeitos colaterais **30, 47, 93**
Elementos da natureza **18, 23 a 25, 92**
Eletroacupuntura **33, 51**
Enxaqueca **50 a 52, 59, 86**
Envelhecimento **20, 37, 74, 75**
Equilíbrio **13, 34, 60, 61, 92**
Escalpeano **34, 50**
Estômago **11, 21, 24, 56 a 58, 75**
Estomatite **58**
Estresse **12, 24, 27, 32, 36, 50, 51, 57, 86, 88, 89**

F
Fadiga **10, 12, 26, 30, 31, 52, 57, 59, 61, 94**
Febre **31, 40, 52, 53, 55**
Fertilidade **36**
Fibromialgia **61**
Fígado **11, 21, 23, 25, 27, 58, 59, 72, 73, 75**
Fitoterapia **31, 54 a 59**
Fundamentos **18 a 27**

G
Garganta **56**
Gengibre **56**
Ginseng **54, 57**
Glândulas suprarrenais **20**
Gravidez **35, 36, 49, 51, 53**
Gripe **23, 25, 40, 41, 56, 57**
Gua Sha **42**

H
Hérnia de disco **51, 87**
Hiperatividade **32**
Hipertensão **10, 13, 33, 40, 52, 58, 59, 75**
Hipócrates **11,**
História **16, 17**
Homeopatia **89**
Hormônios **24, 33**

I
Imunidade **12, 40, 85**
Infarto **13, 26, 32, 33**
Infecções **48**
Inflamações **26, 35**
Insônia **12, 26, 41, 50, 51, 58, 59, 85**
Intestino **11, 21, 25, 57 a 59**
Ioga **13, 65, 87**

J
Joelho **31**
Jujuba selvagem **59**

L
Lesões **26, 31, 37, 48, 86**
Lian Gong **36, 63, 94**
Língua **26, 92**
Lombalgia **34, 51, 52, 87**

M
Malária **31**
Meditação **13, 65, 87, 88, 94**
Memória **12, 26, 37, 57, 85**
Menstruação **36, 55, 59**
Meridianos **21**
Moxabustão **53**
Músculos **13, 30, 43, 49, 51, 52, 72, 73, 85, 87**
Musicoterapia **86**

N
Naturopatia **86**
Náuseas **30, 41, 56, 75**
Nutrição **11, 66 a 75**

O
Obesidade **10, 12, 24, 93**
Orelha **31, 48, 50, 95**
Órgãos **21, 27, 48, 72 a 75**
Ossos **24, 30, 64, 73, 87, 94**
Osteopatia **87, 43, 94**
Osteoporose **24, 42, 51, 74**

P
Pâncreas **12, 21, 24, 27**
Parkinson **50**
Parto **35, 53, 59**
Pele **25, 43, 49, 56, 72, 75**
Pericárdio **21, 25**
Plantas medicinais **54 a 59**
Práticas Integrativas e Complementares **13, 84 a 89**
Problemas gastrointestinais **12, 23, 31, 40, 41, 49, 56**
Problemas respiratórios **25, 40, 49, 56, 58, 74, 89**
Pulmão **21, 25, 27, 30, 48, 55 a 58, 63, 72, 73, 75, 94**
Pulso **23, 26, 92**

Q
Qi Gong **36, 62**

R
Receitas **76 a 81**
Reflexologia **43**
Reiki **13, 89**
Respiração **13, 61, 65, 87**
Reumatismo **31, 51, 53, 56, 59, 74, 84**
Rins **20, 21, 24, 27, 33, 34, 73, 75**
Riscos **48**
Ruibarbo **58**

S
Sabores **69, 72, 73**
Sangue **18, 20, 25, 27, 30, 73, 75, 92**
Shantala **85**
Síndrome do Pânico **88**
Sistema imunológico **12, 13, 40, 46, 55, 85**
Sistema nervoso **13, 35, 40, 46**
Sonopuntura **52**
SUS **82 a 89**

T
Tabagismo **31, 48, 50**
Tai Chi Chuan **30, 36, 37, 61, 62, 94**
Tâmara chinesa **57**
Tendinite **25, 51**
Termalismo social **85**
Tosse **56, 58**
Transtornos mentais **88**
Tui Na **32, 40 a 43, 94**

V
Ventosaterapia **52**
Vesícula biliar **21, 25, 59**
Vômitos **23, 30, 31, 40, 56**

Y
Yin e *Yang* **18, 21 a 23, 68 a 75, 92, 93**

Z
Zhan Zhuang **36, 65**

COLABORADORES

A
AGÊNCIA NACIONAL DE VIGILÂNCIA SANITÁRIA (ANVISA)
portal.anvisa.gov.br

ALCIO LUIZ GOMES
Médico acupunturista
alcioluizgomes.com.br

ALEXANDRE MASSAO YOSHIZUMI
Médico e diretor do CMBA
cmba.org.br

ANAFLÁVIA DE OLIVEIRA FREIRE
Médica especialista em acupuntura e medicina chinesa
bv.fapesp.br

ANDRÉ SIQUEIRA MATHEUS
Gastroenterologista
asmatheus.site.med.br

ANGELA SOCI
Professora de *Tai Chi Chuan*
sbtcc.org.b

AMIT GOSWAMI
Físico e defensor do misticismo quântico
amitgoswami.com.br

ARLINDO ANTONIO CERQUEIRA E SILVA
Médico especialista em acupuntura e anestesiologista
chantao.com.br

C
CHRISTIAN BARBOSA
Gestor de tempo
christianbarbosa.com.br

CLÍNICA DR. HONG JIN PAI E ASSOCIADOS
(11) 3284-2513
hong.com.br

COLÉGIO BRASILEIRO DE ACUPUNTURA E MEDICINA CHINESA (CBA)
abacocba.org.br

COLÉGIO MÉDICO BRASILEIRO DE ACUPUNTURA (CMBA)
cmba.org.br

COLÉGIO MÉDICO DE ACUPUNTURA DE SÃO PAULO (CMAESP)
www.cmaesp.org.br

COLÉGIO MÉDICO DE ACUPUNTURA DO PARANÁ (CMA-PR)
cmaparana.com.br

D
DAVID PFISTER
Oncologista do Memorial Sloan-Kettering Cancer Center
mskcc.org

DEEPAK CHOPRA
Médico e professor de Ayurveda
deepakchopra.com
chopra.com

DEPARTAMENTO DE PRÁTICAS INTEGRATIVAS E COMPLEMENTARES NO MINISTÉRIO DA SAÚDE
(61) 3315-9034
pics@saude.gov.br

DIRCEU DE LAVÔR SALES
Médico acupuntor
cmba.org.br

E
EDGAR CANTELLI GASPAR
Terapeuta e professor de MTC
edgar@terapiaschinesas.com.br

ELAINE LILLI FONG
Terapeuta psicocorporal
elainelilli.com.br

ESCOLA BRASILEIRA DE MEDICINA CHINESA (EBRAMEC)
ebramec.edu.br

ESCOLA ORIENTAL DE MASSAGEM E ACUPUNTURA (EOMA)
eoma.com.br

F
FERNANDA MACHADO SOARES
Nutricionista
fernandamachadosoares.com.br

G
GISLAINE CRISTINA ABE
Médica especialista em acupuntura
www.neurounifesp.com.br

H
HOSPITAL DO CÂNCER A. C. CAMARGO
accamargo.org.br

I
INSTITUTO BRASILEIRO DE MEDICINA CHINESA E TERAPIAS (IBRAMEC)
ibramec.com.br

INSTITUTO UNIÃO
(11) 3741-0199
institutouniao.com.br

INSTITUTO NACIONAL DO CÂNCER DE MILÃO
istitutotumori.mi.it

ISABEL HORTA
Médica homeopata
clinicaveredas.com

J
JACOB JEHUDA FAINTUCH
Cardiologista
(11) 3287-7174

JOSÉ CARLOS PAREJA
Gastroenterologista e professor da Universidade de Campinas (Unicamp)
(19) 3212-3330
obesidadesevera.com.br

M
MÁRCIA YAMAMURA
Médica pediatra com especialização em acupuntura
center-ao.com.br

MARIANA DURO
Nutricionista funcional
(11) 3832-1062
marianaduro.com.br

MARCUS YU BIN PAI
Médico especialista em acupuntura
(11) 3284-2513
hong.com.br

MÁRIO CABRAL
Médico acupunturista
prefeitura.sp.gov.br

MARLI DE MARIO PORTO
Professora de dietoterapia
eoma.com.br

MEIRE BIANCO
Fisioterapeuta especialista em MTC, com aprimoramento em Pequim pela WFAS
mebianco.vargas@outlook.com

MEMORIAL SLOAN-KETTERING CANCER CENTER
mskcc.org

MICHAEL BREUS
Psicólogo
thesleepdoctor.com

N
NATIONAL SLEEP FOUNDATION
sleepfoundation.org

NÚCLEO DE CUIDADOS INTEGRATIVOS DO HOSPITAL SÍRIO-LIBANÊS
(11) 3394-5007
hospitalsiriolibanes.org.br

O
ORGANIZAÇÃO MUNDIAL DA SAÚDE (OMS)
who.int

ORLANDO GONÇALVES
Médico e fundador do IARJ
site.iarj.com.br

P
PAULO CÉSAR VARANDA
Farmacêutico clínico especialista em MTC e diretor do Ibramec
(11) 99931-1199
ibramec.com.br

PLÍNIO CUTAIT
Coordenador do Núcleo de Cuidados Integrativos do Hospital Sírio-Libanês
pliniocutait.com.br

R
REGINALDO FILHO
Diretor Geral da Ebramec e doutorando em acupuntura
(11) 2662-1713
ebramec.edu.br

ROXANA KNOBEL
Médica obstetra com especialização em acupuntura
dto.ufsc.br

S
SANDRA REIS DUARTE
Pneumologista
(82) 3311-6666

SERGIO AREIAS
Especialista em acupuntura, quiropraxia e radiestesia
(11) 5052-7130
sergioareias.com.br

SOCIEDADE BRASILEIRA DE ALIMENTAÇÃO E NUTRIÇÃO (SBAN)
(11) 3297-0799
sban.org.br

SOCIEDADE BRASILEIRA DE *TAI CHI CHUAN*
sbtcc.org.b

U
UNICAMP
unicamp.br

UNIFESP
unifesp.br

UNIVERSIDADE DE BERLIM
fu-berlin.de/em

UNIVERSIDADE DE CHICAGO
uchicago.edu

UNIVERSIDADE FEDERAL DE SANTA MARIA (UFSM)
ufsm.br

UNIVERSIDADE WUHAN
en.whu.edu.cn

USP
www5.usp.br

V
VICENTE ALENCAR
Médico especialista em acupuntura e fitoterapia chinesa
(11) 2661-0000
hc.fm.usp.br

VU UNIVERSITY
vu.nl/en

W
WU TU CHUNG
Médico acupuntor do setor de cirurgia pélvica do Hospital do Câncer A. C. Camargo
accamargo.org.br

WU TU HSING
Diretor do centro de acupuntura do Instituto de Ortopedia e Traumatologia do HC
iothcfmusp.com.br

Y
YU TAO
PhD em MTC e professor de naturologia na Unisul
unisul.br

5 CURIOSIDADES
SOBRE MEDICINA CHINESA

Os alquimistas taoístas podem ser considerados os primeiros farmacêuticos da história chinesa. Nas suas incansáveis pesquisas para a obtenção de um elixir mágico que proporcionasse longevidade ou mesmo "vida eterna", eles experimentaram diferentes métodos de combinação de químicos e minerais, agregando novos conhecimentos à MTC.

1

2

Criado pelo pensador Lao-Tsé, o princípio filosófico e religioso do TAO, que deu origem ao sistema binário positivo (Yang) e negativo (Yin), é usado pelos computadores para realizar cálculos durante o processamento de dados. Além disso, sua importância para a astronomia é incontestável. Sem esse conceito chinês, o homem não teria conquistado o espaço sideral.

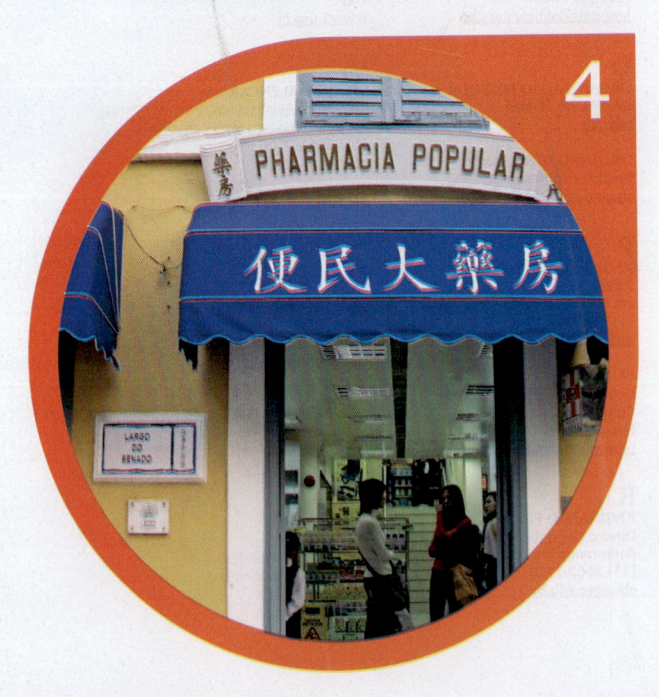

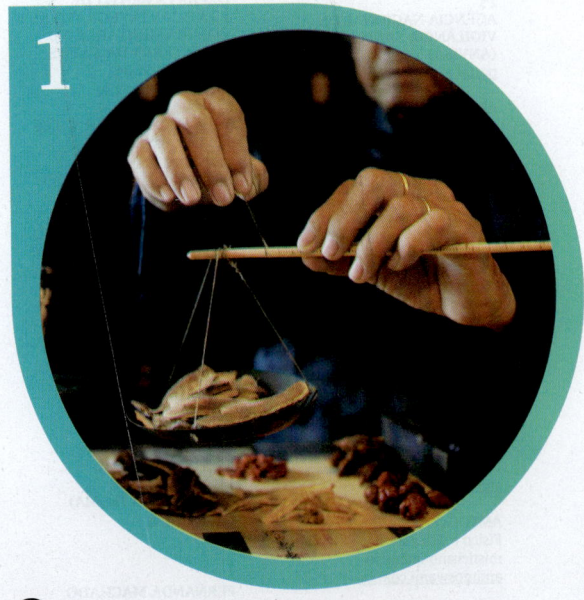

3

No Japão, a craniopuntura é aplicada em peixes. O animal recebe uma picada que paralisa seu sistema nervoso. Assim, é possível transportar os cardumes vivos por longas distâncias, mantendo a frescura do sabor do sashimi nos países do Ocidente.

4

A MTC tem muitos adeptos em solo lusitano e a tradução de textos chineses na língua portuguesa data de pelo menos 400 anos. Um dos motivos para essa junção entre as duas culturas seria Macau, atual região administrativa da China que permaneceu por quase quatro séculos sob domínio português.

5

No século XVI, os chineses passaram a extrair crostas secas da pele de quem tinha varíola, reduzi-las a um pó muito fino e depois dá-las ao paciente para inalá-las. Apesar de primitivo, este foi o primeiro método de vacinação no mundo.